OREJUELAS DEL CORAZÓN EN HUMANOS

Y SUS IMPLICACIONES CLÍNICAS

NORIS BEATRIZ GODOY

OREJUELAS DEL CORAZÓN EN HUMANOS

Y SUS IMPLICACIONES CLÍNICAS

Orejuelas del corazón en humanos y sus implicaciones clínicas
Primera edición: julio, 2024

© 2024, Noris Godoy
El autor se ha reservado todos los derechos.

"Imagen de portada de Freepik".
La portada ha sido diseñada usando imágenes de Freepik

La publicación y distribución de esta obra corresponde al autor.
Contacte a los titulares del *copyright*.

ISBN: 9798333586209

Impreso bajo demanda   *Printed on demand*

Nota: Los derechos de autor de esta obra están protegidos por la ley. Queda estrictamente prohibida la reproducción total o parcial de este libro, incluyendo la copia, distribución, transmisión o modificación del contenido, sin el consentimiento previo y por escrito del autor o titular de los derechos. Cualquier violación de estos derechos será perseguida conforme a las leyes aplicables.

A Dios, primeramente, por guiarme y darme la fortaleza en cada paso de este camino.

A mi hijo Gabriel, por ser mi inspiración y motivo de alegría constante.

A mi esposo Luis, por su amor incondicional y su apoyo inquebrantable.

A mi madre Herenia, por su sabiduría y enseñanzas que han sido el pilar de mi vida.

A la memoria de mi padre, fuente de inspiración para seguir el noble camino de la medicina por su valiosa contribución en la erradicación de la malaria en Venezuela dejando huellas imborrable en el campo de la salud.

A mi hermana Yanary, por su compañerismo, solidaridad y cariño inigualable.

Con gratitud y amor,

ÍNDICE

PRÓLOGO 11

CAPITULO I
Anatomía del corazón 13

CAPITULO II
Funciones de las orejuelas 51

CAPÍTULO III
Variaciones anatómicas de las orejuelas auriculares 59

CAPÍTULO IV
Patologías relacionadas a las orejuelas auriculares
y perspectivas clínicas 65

PRÓLOGO

En un libro sobre orejuelas del corazón en humanos, es fundamental abordar aspectos anatómicos, funcionales y clínicos relacionados con estas pequeñas estructuras cardíacas. Se propusieron cuatro capítulos relevantes: El primero sobre la anatomía del corazón, donde se describe la ubicación y la estructura de las orejuelas en el corazón humano, se explica la diferencia entre la orejuela izquierda y la orejuela derecha. y se detallan las capas del corazón (epicardio, miocardio y endocardio) y su relación con las orejuelas.

El segundo capitulo sobre las funciones de las Orejuelas, es mucho más preciso, pero explora el papel de las orejuelas como reservorios temporales para la sangre antes de ser bombeada a los ventrículos, analiza cómo las orejuelas contribuyen al llenado adecuado del corazón y al mantenimiento del flujo sanguíneo constante y sescribe la contracción auricular durante el ciclo cardíaco.

El tercer capítulo sobre las variaciones anatómicas, examina los diferentes tipos y variantes morfológicas de las orejuelas, aporta a la comprensión de cómo estas variaciones pueden afectar la función cardíaca y su relevancia en procedimientos médicos.

El cuarto y último capítulo de esta primera edición sobre las patologías relacionadas y perspectivas clínicas, aborda condiciones médicas que afectan las orejuelas, como la fibrilación auricular o la insuficiencia cardíaca y discute el riesgo de formación de coágulos sanguíneos en orejuelas agrandadas. Destacando las opciones de tratamiento y su impacto en la salud.

Las autoras esperan que sea de provecho la información actualizada que se presenta en pro del fortalecimiento del conocimiento de estudiantes, profesionales, educadores e investigadores, en esta área específica de la cardiología.

CAPITULO I
ANATOMÍA DEL CORAZÓN

En el transcurso de la morfogénesis del corazón participan diversos procesos que forman estructuras muy primitivas que se modifican hasta configurar el corazón definitivo. La configuración definitiva del corazón se lleva a cabo en general por tres procesos: formación del tubo cardiaco, plegamiento del mismo y tabicación del corazón primitivo, el cual comprende la tabicación de la aurícula, del ventrículo y del tronco-cono. Aunque estos procesos se analizan en forma separada, algunos ocurren simultáneamente. El corazón es el primer órgano del cuerpo humano en iniciar su actividad; se desarrolla a partir del mesodermo al final de la tercera semana de vida prenatal. El corazón pertenece al sistema cardiocirculatorio, se localiza en el tórax a nivel del mediastino y está constituido por dos atrios y dos ventrículos para la circulación de sangre. Se describen dos tipos de circulación, la sistémica que incluye a la arteria aorta y las venas cavas. La circulación pulmonar no es funcional antes del nacimiento, lo cual ocasiona diferencias estructurales y funcionales en el corazón y los grandes vasos del feto y del neonato (1).

En 2014, Sylva, van den Hoff y Moorman (2), publicaron una

extensa revisión en la que se analizan los principales pasos del desarrollo cardíaco centrándose en el crecimiento, la formación del miocardio primario y de cámara y el desarrollo del sistema eléctrico cardíaco. Este capítulo se basa, además, en los estudios de Buijtendijk, Barnett y van den Hoff (3), que junto a los últimos estudios de biología molecular y celular han canalizado los conocimientos al respecto. En el corazón postnatal sano y normal, la sangre rica en oxígeno ingresa a la aurícula izquierda (AI), se propaga al ventrículo izquierdo (VI) y luego se bombea a través de la aorta hacia la circulación sistémica. La sangre privada de oxígeno, que regresa del cuerpo, ingresa a la aurícula derecha (AD) y es impulsada por el ventrículo derecho (VD) a través del tronco pulmonar hacia los pulmones. El sistema de conducción cardíaca orquesta el ciclo eficiente de contracción-relajación de las aurículas y los ventrículos. El impulso eléctrico que produce la contracción cardíaca se desencadena en el nódulo sinusal, que se encuentra en la entrada de la vena cava superior a la aurícula derecha. El impulso eléctrico se propaga a través de ambas aurículas, pero no puede activar directamente los ventrículos debido al aislamiento eléctrico de las aurículas de los ventrículos por el anillo fibroso (también llamado plano aislante o continuidad fibrosa). El impulso eléctrico se retrasa en el nódulo auriculoventricular (AV) y luego se propaga rápidamente a través del haz de His (haz AV), que penetra en el plano aislante del anillo fibroso, a través de las ramas del haz y el sistema de conducción periférico (las fibras de Purkinje) a los cardiomiocitos (CM). La propagación coordinada del impulso eléctrico asegura la contracción sincrónica de los ventrículos desde el ápice hacia la aorta y el tronco pulmonar.

1. Embriología del corazón

El desarrollo del corazón es un proceso dinámico, secuencial, ordenado morfológicamente y regulado genética y epigenéticamente, que suele dividirse en cuatro etapas que se superponen en el tiempo:

Cardiogénesis temprana: Ocurre durante la etapa premorfogenética o presomítica del embrión (días 8 a 18 de desarrollo). La cardiogénesis temprana comienza con la organización de las áreas cardíacas y de la media luna mediante la gastrulación y finaliza con la formación de dos tubos endocárdicos que están recubiertos externamente por células del linaje miocárdico.

Etapa morfogenética: Esta etapa ocurre durante las semanas 4 a 8 del desarrollo embrionario. Comienza con la formación del tubo cardíaco recto, derivado del primer campo cardíaco (FHF), y finaliza tras la integración de los primordios de todas las estructuras que componen el corazón de cuatro cámaras, derivados del segundo campo cardíaco (SHF).

Septación y remodelación de las cámaras del corazón: Esta etapa comienza durante la mitad del desarrollo embrionario (día 30). En esta etapa, los primordios sufren procesos diferenciales de crecimiento y remodelación. Se forman las válvulas y el tabique y, al mismo tiempo, las cavidades auricular y ventricular adquieren sus identidades morfológicas.

Maduración e histo-diferenciación: Ocurre durante el período fetal (semanas 16 a 38) e implica la maduración histológica del miocardio ventricular y auricular y la diferenciación histológica de los sistemas valvulares ventriculoarterial y auriculoventricular, incluidos los cordones tendinosos y los músculos papilares. Al mismo tiempo, se desarrollan el sistema de conducción y los vasos coronarios.

Cardiogénesis temprana o etapa premorfogenética

Las primeras células con potencial miocárdico en el embrión humano se identifican en el estadio Carnegie 7 (CS-7, días 15-16), es decir, cuando el embrión es un disco trilaminar. El desarrollo cardíaco se inicia en la gastrulación al final de la segunda semana del desarrollo humano. Durante la gastrulación, el embrioblasto de dos capas se convierte en tres capas, que comprenden el ectodermo, el mesodermo y el endodermo. El corazón comienza a desarrollarse a partir de las primeras células mesodérmicas que migran desde el sitio de gastrulación hacia el borde anterolateral del disco embrionario trilaminar. Mientras migran, estas células mesodérmicas se volverán competentes para diferenciarse hacia el linaje cardíaco. En el lugar de la gastrulación, los factores de crecimiento Wnt (familia de glucoproteínas segregadas que desempeñan funciones esenciales en el desarrollo embrionario y fetal y en el mantenimiento tisular molecular implicado en múltiples procesos biológicos) bloquean la diferenciación de las células mesodérmicas. Mientras migran anteriormente, las células mesodérmicas abandonan el dominio de expresión Wnt y entran en un dominio de inhibición activa de Wnt (4).

Las células mesodérmicas poseen ahora la capacidad de entrar en el linaje cardíaco. Estas células mesodérmicas precardíacas se diferencian en CM, coordinadas por factores de crecimiento de la proteína morfogenética ósea (BMP), que son secretados por las células endodérmicas y ectodérmicas ubicadas en el borde lateral del embrión plano al comienzo de la tercera semana de desarrollo (CS 8). Entre los primeros genes cardíacos específicos expresados se encuentran los factores de transcripción Islet1 y Nkx2.5. El área que expresa estos factores de transcripción se denomina región formadora del corazón (también media luna cardíaca) y tiene forma de herradura. Los inhibidores de BMP secretados por el tubo neural regulan la expansión medial y los factores de crecimiento FGF expresados por el endodermo, determinan el borde posterior de la región de formación del corazón (5). En esta etapa, la diferenciación avanza rápidamente y los CM primitivos comienzan a contraerse espontáneamente como resultado de la expresión de genes sarcomericos que forman sarcómeros y bombas y canales de iones dentro de la membrana celular que permiten la despolarización espontánea. La contracción se polariza debido al acoplamiento eléctrico de las células vecinas a través de uniones en hendidura (6).

Mientras las células mesodérmicas pre-cardíacas se forman y migran, un subconjunto de células sufre una transición epitelial a mesenquimal formando células endocárdicas entre el mesodermo pre-cardíaco y el endodermo. Las células endocárdicas forman una red de pequeños canales que se fusionan en otros más grandes con el desarrollo continuo (7). Aunque los progenitores miocárdicos y endocárdicos se desarrollan concomitantemente, se ha demostrado que las células individuales se diferencian en células endocárdicas o CM. A pesar de que las células endocárdicas y endoteliales parecen ser muy similares a primera vista, sus transcriptomas difieren. El endocardio es una forma especializada de endotelio que reviste el lado interno de las cámaras del corazón y desempeña un papel crucial en el desarrollo cardíaco. Aunque comparativamente menos estudiado que otros tipos de células cardíacas, se ha avanzado mucho en la comprensión de la regulación del endocardio en las últimas dos décadas (8).

Con el desarrollo continuo, el embrión plano adquiere su forma tridimensional (3D) como consecuencia del plegamiento, debido al rápido crecimiento del tejido neural al final de la tercera semana (CS 9). La mala regulación de este proceso puede resultar en *ectopia cordis* (9). Durante el plegado, el corazón adquiere la forma de una Y invertida con dos entradas caudolaterales (polo venoso) y una salida craneomedial (polo arterial o tracto de salida). El tubo cardíaco está organizado en una capa exterior de dos o tres capas de CM y una capa interior de células endocárdicas. Las capas miocárdica y endocárdica están separadas por una matriz extracelular (gelatina cardíaca). En el lado dorsal, el tubo cardíaco está unido a la pared del cuerpo a través del mesocardio dorsal. En esta etapa, el tubo cardíaco comienza a mostrar contracciones peristálticas lentas que se inician en el polo venoso (10).

Al comienzo de la cuarta semana de desarrollo (CS10), el tubo cardíaco recto sufre un bucle. El bucle es un proceso difícil de alcanzar durante el cual el mesocardio dorsal se rompe a lo largo de su línea media y el tubo cardíaco se dobla hacia la derecha, adquiriendo forma de C. Con el desarrollo continuo, la curvatura del tubo cardíaco se vuelve más compleja, adquiriendo forma de S (11). Mientras se realiza el bucle, el tubo cardíaco aumenta cinco veces su longitud debido a la adición continua de CM recién diferenciados (12). Los CM recién diferenciados se derivan de un conjunto de células mesodérmicas que proliferan rápidamente aguas arriba del polo venoso del corazón. La alta tasa de proliferación de estas células progenitoras está mediada por la señalización canónica de Wnt/β-catenina (13). Villavicencio-Guzmán y col. (14) en su investigación se basan en el nuevo concepto dinámico del desarrollo del corazón y la existencia de dos campos cardíacos. El primer campo corresponde al tubo cardíaco recto, en el que se reclutan gradualmente células mesodérmicas esplácnicas del segundo campo cardíaco, este estudio proporciona nuevos conocimientos sobre la composición del tubo cardíaco recto, los procesos de torsión y plegado y el destino del cono en el desarrollo del VD y su tracto de salida. La nueva visión, basada en el etiquetado *in vivo* y el seguimiento celular y mejorada por modelos como gastruloides y organoides, ha contribuido a una mejor comprensión de errores importantes en la morfogénesis cardíaca.

Estas células progenitoras cardíacas a menudo se denominan células del segundo campo cardíaco, a diferencia de las células del primer campo cardíaco, a partir de las cuales se forma el tubo cardíaco inicial (15). La distinción entre estas diferentes poblaciones es polémica, porque diferentes marcadores señalan diversas fronteras. Estos segundos progenitores del campo cardíaco expresan el factor de transcripción Islet1, mientras se agregan al tubo cardíaco. Tras la diferenciación en CM, las células dejan de proliferar, coincidiendo con la regulación negativa de Islet1 y la regulación positiva de Nkx2.5 (16). Se descubrió que el factor de transcripción Tbx1 es un regulador de la segregación de las células del segundo campo cardíaco hacia los polos de entrada y salida del corazón (17). A medida que este proceso progresa, los tubos endocárdicos y sus correspondientes primordios miocárdicos se mueven ventromedialmente hasta fusionarse y formar un único tubo miocárdico, también conocido como tubo cardíaco primitivo o tubo cardíaco recto (18).

Etapa morfogenética

Aunque la mayor parte del corazón adulto deriva del mesodermo esplácnico, las células de la cresta neural derivadas del ectodermo contribuyen a algunas regiones del corazón embrionario, como el saco aórtico y las crestas del tracto de salida embrionario. También están implicadas las células derivadas del mesotelio, que forman el epicardio. El tubo cardíaco recto, derivado del FHF, inicialmente consta de un tubo endocárdico cerrado y el manto miocárdico dorsalmente abierto en forma de canal. El canal miocárdico se cierra cuando el tubo cardíaco comienza a girar y plegarse debido al movimiento bidireccional de los bordes laterales del manto miocárdico hacia la línea media dorsal (19). Al mismo tiempo, la gelatina cardíaca, término acuñado por Davis en 1927 (20), se deposita entre el miocardio y el endocardio (21). Posteriormente, la gelatina cardíaca se redistribuye a las regiones donde se formará el tejido mesenquimatoso del canal auriculoventricular y los tractos de salida embrionarios. Posteriormente, el epicardio se forma por la migración de células precursoras de origen mesotelial desde el órgano proepicárdico, que inicialmente se ubican en el lado pericárdico del *septum transversum* y también son precursoras de los vasos coronarios. El epicardio embrionario se origina a partir del proepicardio, un primordio extra cardíaco constituido por un grupo de células mesoteliales. En los embriones tempranos, el epicardio embrionario se caracteriza por un epitelio de células escamosas que descansa sobre la superficie del miocardio. Posteriormente invade el espacio subepicárdico y posteriormente el miocardio embrionario mediante una transición epitelial-mesenquimatosa. Dentro del miocardio, las células derivadas del epicárdico presentan un potencial multi-linaje, diferenciándose luego en células de músculo liso y contribuyendo tanto a la vasculatura coronaria como a los fibroblastos cardíacos en el corazón maduro (22).

El cierre del canal miocárdico coincide con la primera manifestación de actividad contráctil en el corazón (días 21-22), que es esencial para el flujo sanguíneo y la progresión de la cardiogénesis (23). Muchos libros de texto describen el tubo cardíaco recto como una estructura segmentada que ya contiene todos los componentes del corazón adulto y solo necesita crecer. También se ha propuesto que sólo se compone de los primordios de las regiones trabeculadas de ambos ventrículos (24). Varios estudios publicados a principios de este siglo informaron que el corazón crece agregando gradualmente células en ambos extremos del tubo cardíaco para formar el tracto de salida embrionario, las aurículas y el ventrículo derecho (16, 25). Este nuevo concepto revolucionó el campo del desarrollo del corazón. Anteriormente, se pensaba que una única fuente de células progenitoras era responsable de la formación del músculo cardíaco. Sin embargo, recientemente se ha identificado el segundo campo cardíaco como una fuente adicional de células progenitoras del miocardio. El embrión de pollo, que se desarrolla en el huevo, fuera de la madre, puede manipularse fácilmente *in vivo* e *in vitro*. Por tanto, fue un modelo excelente para establecer el concepto del segundo campo cardíaco (26).

Basándose en estudios de seguimiento molecular y celular con marcado fluorescente en embriones de pollo y líneas celulares murinas, se ha llegado a la conclusión de que el tubo cardíaco recto se forma a partir del FHF. Nkx2.5 (27) y Tbx5 se encuentran entre los marcadores moleculares del FHF (28). Además, tanto en aves como en mamíferos, se ha demostrado que este corazón primitivo está formado únicamente por poblaciones celulares que contribuyen al desarrollo de las estructuras del VI, poblaciones celulares que forman el tabique interventricular y algunas poblaciones auriculoventriculares (29). Las regiones precursoras de las estructuras restantes del corazón de cuatro cámaras se forman en etapas posteriores a partir de células del SHF que se reclutan gradualmente en los extremos craneal y caudal del tubo cardíaco en desarrollo (24). Las células que forman el tubo cardíaco recto no proliferan. Por lo tanto, el corazón inicialmente crece debido al reclutamiento de CM derivados del SHF, que se ubican en los polos venoso y arterial, así como en el mesocardio dorsal del tubo recto del corazón y cuyo marcador molecular es el factor de transcripción ISL1 (16, 30). Tras la rotura del mesocardio dorsal, en la etapa equivalente a CS-10 (días 21-22), las células sólo pueden reclutarse en los polos venoso y arterial del tubo cardíaco (12, 31).

Todavía no hay consenso sobre los límites y el destino de los campos del corazón; sin embargo, los estudios de seguimiento celular en embriones de pollo han generado información novedosa sobre este aspecto. A principios de este siglo se concluyó que el mesodermo esplácnico del FSH craneal al tubo recto del corazón da origen al tracto de salida embrionario, que incluye los segmentos denominados cono y tronco (algunos autores incluyen también el saco aórtico). La SHF craneal eventualmente formaría los tractos de salida ventriculares y los troncos arteriales. Sin embargo, investigaciones recientes contradicen esta idea. Se han revelado algunos hallazgos importantes mediante el etiquetado selectivo de los límites del cono y sus paredes, junto con el seguimiento de las poblaciones marcadas hasta el corazón maduro y el análisis histológico. Se descubrió que a medida que se abre la pared del cono, el miocardio se redistribuye gradualmente hacia el VD. Como resultado, la región proximal del cono da lugar al VD, mientras que la región distal participa en el desarrollo del tracto de salida de este ventrículo. También se observó que el proceso de apertura de la pared dextro-dorsal es independiente de la apoptosis (24,32). En cuanto al origen del tracto de salida del VI, los estudios de etiquetado *in vivo* han revelado que el vestíbulo aórtico se forma a partir del cojín ventrosuperior del canal auriculoventricular (32). Por el contrario, la población caudal o posterior del SHF forma las aurículas y el nódulo sinoauricular. El FHF integra el tubo cardíaco recto y está compuesto por segmentos caudal y cefálico. El segmento caudal contribuye al VI y partes del canal auriculoventricular. El segmento cefálico participa en la formación del tabique interventricular en lugar de dar origen al VD, como se creía anteriormente (24). Estos nuevos hallazgos demuestran que debe reconsiderarse la integración gradual y secuencial de los diferentes segmentos cardíacos primordiales del SHF durante los procesos de torsión y plegado del tubo cardíaco.

Septación y remodelación de las cámaras del corazón

La torsión, plegado y rotación del tubo cardíaco es crucial para la formación de las cuatro cámaras del corazón, así como para su correcta interacción y conexión. A medida que el tubo cardíaco lineal crece, comienza el proceso de bucle cardíaco. Se puede dividir en cuatro etapas: (1) formación de un bucle en forma de C; (2) transformación en un bucle en forma de S o D (CS-10, días 21-22); (3) etapa de bucle avanzado (~día 25); y etapa de bucle tardío (~día 30). Basado en experimentos de etiquetado recientes para determinar los límites del tubo cardíaco recto y rastrear el destino de las células marcadas hasta que se convierten en un corazón maduro, se ha propuesto un nuevo modelo para el patrón segmentario del tubo cardíaco. Este modelo difiere del modelo actualmente aceptado en términos de la incorporación de FHF y SHF y los procesos de torsión y plegado del tubo cardíaco. Afirma que el tubo cardíaco recto está formado inicialmente por dos segmentos. El segmento anterior o cefálico está involucrado en el desarrollo del tabique interventricular, pero no en la formación del VD, como se propuso anteriormente. El segmento bifurcado posterior participa en el desarrollo del VI y la parte proximal del canal auriculoventricular, pero no en la formación de las aurículas (33).

A medida que se recluta el mesodermo esplácnico del SHF, el embrión continúa inclinándose craneal y cervicalmente, y emergen nuevos segmentos del corazón tubular (34). Durante la formación del bucle C, el lado ventral del tubo cardíaco primario se convierte en la curvatura exterior del asa cardíaca, mientras que el lado dorsal se convierte en la curvatura interior. El desarrollo inicial de la porción proximal del cono se puede observar en el borde cefálico del asa C. El cono luego se convierte en el VD (32). Mientras tanto, en el extremo caudal del asa C se encuentran los precursores del canal auriculoventricular de forma tubular y las aurículas primitivas con una apariencia aún bifurcada. En el asa S (días 21 a 22 en humanos), la parte proximal del cono (primordio ventricular derecho) continúa incorporada al borde cefálico del asa; el primordio del VI junto con los precursores del tabique interventricular comienzan a descender; y las aurículas primitivas son más llamativas y comienzan a ascender. Posteriormente, el extremo distal del cono se puede distinguir en el bucle avanzado (~día 25) (14). El primordio ventricular derecho incipiente, derivado del extremo proximal del cono, y el primordio ventricular izquierdo bien desarrollado, que están separados por los precursores del tabique interventricular, ocupan una posición caudal, mientras que las aurículas primitivas presentan una disposición dorso-cefálica. En esta etapa, el segmento distal del cono, que está más desarrollado y conectado a la región trabecular derecha, gira hacia la izquierda y se posiciona ventralmente. El tracto de entrada primitivo (canal auriculoventricular), también precursor del tracto de salida del VI o vestíbulo aórtico (35), está conectado a la región trabecular del VI y está ligeramente desplazado hacia la derecha. En la etapa tardía del asa, se observan las almohadillas ventrosuperior y dorsoinferior del canal auriculoventricular y las trabéculas en la pared apical de los ventrículos (~día 30), y el tronco con sus paredes miocárdicas, el precursor de las arterias aórtica y aparecen válvulas pulmonares y el anillo de inserción (34). Con base en los experimentos de etiquetado y rastreo mencionados anteriormente y en el hecho de que el saco aórtico muestra una composición vascular desde el desarrollo temprano y está dividido por las células de la cresta neural en los conductos pulmonar y aórtico, se ha asumido que el saco aórtico es el precursor del arterias aórtica y pulmonar (36).

Poco después, el tracto de salida embrionario y el canal auriculoventricular se acercan a la línea media mediante un proceso llamado convergencia, que alinea estas estructuras. En el paso final, el tronco se divide en troncos sistémico (aorta) y pulmonar mediante un proceso conocido como acuñamiento, que describe la rotación en sentido antihorario del tracto de salida con el movimiento de la futura posición de la válvula aórtica detrás del tronco pulmonar. En conjunto, todos los cambios en la posición de las estructuras cardíacas embrionarias determinan una nueva orientación espacial de los segmentos primitivos del corazón, asegurando el correcto desarrollo de los septos y válvulas cardíacas, así como la correcta conexión e interacción de las cámaras cardíacas. Los modelos animales y los ensayos clínicos en humanos muestran que los errores en la torsión, el plegado o la rotación del tubo cardíaco están asociados con enfermedades coronarias complejas (37). Sin embargo, no hay acuerdo sobre los mecanismos celulares, los procesos morfogenéticos y las redes moleculares implicados.

Se ha sugerido que la torsión del tubo cardíaco hacia la derecha para formar el asa C depende de un mayor suministro de células del mesodermo esplácnico en el lado izquierdo. En línea con esta teoría, se han descrito la expresión diferencial de genes que codifican proteínas que promueven, directa o indirectamente, cambios en la organización del citoesqueleto y la matriz extracelular. Entre ellos se encuentran los factores de crecimiento Nodal y Hedgehog y los factores de transcripción Pitx2 y Nkx 2.5, que actúan individualmente o junto con Mef2c, Hand1 y/o Hand2. Además, teniendo en cuenta que los tubos cardíacos rectos explantados y cultivados *in vitro* demostraron la capacidad innata de someterse a tubulación y casi siempre girar hacia la derecha (38), se ha sugerido que la torsión del tubo cardíaco es un proceso intrínseco en el que Tbx5 desempeña un papel importante (39).

En los seres humanos, la posición de los órganos viscerales y abdominales es asimétrica en relación con los dos ejes principales del cuerpo. Esta disposición, denominada *situs solitus*, rara vez se modifica. Sólo aproximadamente 1 de cada 10.000 seres humanos tiene disposiciones de órganos internos que son imágenes especulares de la disposición normal de los órganos, una condición conocida como *situs inversus*. Al final de la tercera semana, durante el período de especialización de las células cardíacas, el nódulo de Hensen da lugar al desarrollo y lateralización de las estructuras derecha e izquierda. Uno de los primeros signos de asimetría en el embrión se hace evidente cuando el tubo cardíaco recto comienza a doblarse hacia la derecha (CS-9). Los mecanismos moleculares que facilitan esta ruptura de la simetría están relacionados con el movimiento de derecha a izquierda de los cilios nodales primitivos, que crea un flujo del líquido intracelular hacia la izquierda. Esto, a su vez, activa la expresión de Nodal, un miembro de la familia de factores de crecimiento TGF-β, en el lado izquierdo. La propagación de esta señal hacia el lado derecho es inhibida por la expresión del inhibidor nodal Lefty1 en la línea media (40).

La vía de señalización nodal activa la vía de señalización de la activina, lo que lleva a la expresión de Pitx2c, un importante regulador de la señalización del lado izquierdo del cuerpo. La alteración del flujo derecha-izquierda debido a cambios en la función de los cilios da como resultado la aleatorización del patrón izquierda-derecha. La interrupción de la señalización nodal da como resultado la pérdida de la señalización del lado izquierdo y, en consecuencia, la isomería derecha. Curiosamente, el bucle cardíaco parece ser independiente de Pitx2c. Los mutantes Pitx2c muestran isomería derecha y, por tanto, dos aurículas morfológicamente derechas; sin embargo, el circuito cardíaco no se ve afectado. Esto indica que, además de la vía Pitx2c, otras vías de señalización participan en la torsión del tubo cardíaco. Un estudio reciente propuso que la quiralidad intrínseca de las células del tubo cardíaco impulsa la torsión del tubo cardíaco hacia la derecha (39). Los ventrículos se desarrollan en serie y desde diferentes campos cardíacos. El ventrículo derecho (derivado del SHF) se forma por encima del VI (derivado del FHF). En consecuencia, no hay isomería ventricular. Por el contrario, las aurículas se desarrollan de forma bilateral simétrica y están influenciadas desde el principio por vías de señalización izquierda-derecha, desarrollándose de manera diferente según las señales recibidas. Asimismo, el patrón izquierda-derecha impulsa la conexión de los tractos de salida con sus ventrículos correspondientes y el desarrollo de las arterias en los arcos faríngeos (41).

La gelatina cardíaca, presente entre el miocardio y el endocardio desde el inicio del desarrollo del corazón, se adelgaza en la región ventricular, donde luego se desarrollarán las trabéculas. Por el contrario, la gelatina cardíaca comienza a acumularse en los tractos de entrada (canal auriculoventricular) y de salida (cono y tronco) embrionarios y luego es invadida por células mesenquimales. Este último resulta de la transformación del endocardio en mesénquima para formar las almohadillas del canal auriculoventricular y las crestas del tronco y el cono. El tejido mesenquimatoso de estas regiones previene la regurgitación y asegura un flujo sanguíneo direccional en el corazón embrionario. La formación de tejido mesenquimatoso se desencadena por señales de BMP derivadas del miocardio que activan las vías de señalización de Notch y TGF-β. El desarrollo normal de todas las válvulas cardíacas requiere vías de señalización altamente coordinadas y mediadores posteriores. Si bien las variantes genómicas pueden ser responsables de la valvulopatía congénita, los factores ambientales también pueden influir (41).

El mesénquima derivado del endocardio en la almohadilla da lugar posteriormente a las válvulas cardíacas definitivas. En esta etapa, las células de la cresta neural cardíaca que ingresan al polo arterial del corazón contribuyen al mesénquima en las almohadillas del tracto de salida distal o tronco (42); sin embargo, aún se desconoce el alcance de su contribución al mesénquima de las almohadillas del canal auriculoventricular. El primer signo anatómico de tabicación es el tabique cardíaco primitivo, que consta de tres elementos: El *septum primum* con el *foramen primum* a nivel auricular; las almohadillas ventral (superior) y dorsal (inferior) del canal auriculoventricular que dividen parcialmente el tracto de entrada primitivo (abertura auriculoventricular común) en una abertura muy estrecha a la derecha (que conecta la AD embrionaria con su ventrículo correspondiente) y una abertura más amplia a la izquierda (que conecta la AI y el VI); y un grupo de trabéculas incipientes que recubren el *agujero* interventricular primario en la región ventricular apical. En esta etapa, comienza a formarse un corazón de cuatro cámaras, el ventrículo derecho ya tiene una cámara de entrada incipiente y el ventrículo izquierdo aún carece de una cámara de salida (43).

Antes de la aparición de las primeras trabeculaciones, los husos mitóticos se orientan. Los CM en los que los husos están paralelos a la luz del tubo cardíaco contribuyen al alargamiento del tubo cardíaco, mientras que los CM con husos mitóticos en dirección a la luz contribuirán a la trabeculación (44). Cuando se altera la orientación del huso mitótico, como se observa tras la eliminación de la proteína quinasa C atípica (Prkc1), la formación de trabeculación se ve afectada (45). El diseño de las trabeculaciones iniciales se define por la acción concertada de Notch1 y Neuregulin 1 expresados endocárdicamente. El endocardio se esculpe y forma cúpulas llenas de gelatina cardíaca. En el lado donde el endocardio contacta con el miocardio, Nrg1 expresado por las células endocárdicas puede interactuar con ErbB2/ErbB4 expresado por los CM. Notch1 regula la proliferación de los CM que se añaden a la base de las trabeculaciones que se forman en los domos (46). La expresión de Bmp10 en los CM trabeculares es un importante regulador del crecimiento trabecular, como lo demuestran los hechos de que la eliminación de Bmp10 produce hipotrabeculación y la sobreexpresión de Bmp10 en hipertrabeculación (47). La expresión del inhibidor del ciclo celular (Cdkn1c) en los CM de las trabeculaciones sugiere una inhibición activa de la proliferación de estas células. El alargamiento de las trabeculaciones es el resultado de la adición de CM a su base, más que de la proliferación en sus puntas. Aunque las trabeculaciones formadas inicialmente son largas y delgadas en comparación con la capa externa compacta del miocardio, se vuelven relativamente cortas y gruesas con el desarrollo continuo. Cabe señalar que la longitud absoluta de estas trabeculaciones gruesas de adultos es mucho más larga que la de las trabeculaciones embrionarias. Este cambio de apariencia de las trabeculaciones se denomina compactación. Este proceso se completa en el día embrionario (E) 14,5 en ratones y aproximadamente a las ocho semanas de desarrollo (CS22) en humanos (48).

Maduración e histo-diferenciación

Durante el desarrollo ventricular y el alargamiento del tubo cardíaco, las aurículas comienzan a diferenciarse en la región de entrada. Las aurículas están formadas simétricamente, pero tienen una identidad izquierda-derecha desde el principio. La identidad del lado izquierdo está impuesta por el factor de transcripción Pitx2c. Como consecuencia, la ausencia de expresión de Pitx2c da como resultado únicamente una identidad auricular derecha y, por tanto, dos aurículas morfológicamente idénticas, lo que también se conoce como isomería auricular derecha. Viceversa, la expresión ectópica de Pitx2c en el lado derecho da como resultado dos aurículas izquierdas morfológicamente, es decir, isomería auricular izquierda (49). Al igual que el miocardio ventricular en formación, el miocardio auricular en desarrollo también está marcado por la expresión de ANF y Cx40. Las aurículas inicialmente formadas se retienen en el corazón como apéndices auriculares trabeculados (50).

El miocardio de paredes lisas que se encuentra en las aurículas se agrega más adelante durante el desarrollo. La confluencia de las venas cardinales superior e inferior que se desarrollan bilateralmente desemboca en las respectivas venas cardinales comunes izquierda y derecha, que a su vez desembocan en el corazón primitivo. Estas regiones se conocen como cuernos sinusales izquierdo y derecho. Ambas venas cardinales comunes se acumulan en la pared corporal flanqueante adyacente al polo venoso. Mientras la cavidad pericárdica se expande, las venas cardinales comunes son absorbidas en la cavidad pericárdica, sus paredes se musculan. Esta parte del miocardio hacia arriba de las aurículas se denomina seno venoso. Las células progenitoras del miocardio que forman el seno venoso son diferentes de las células del primer y segundo campo cardíaco y, a menudo, se las denomina tercer campo cardíaco. Estos progenitores son Tbx18 positivos, Nkx2.5 y Wt1 negativos, y su proliferación está regulada por la señalización Wnt canónica (13, 51).

Este miocardio recién formado a lo largo de la vena cardinal común derecha se convertirá en la cara dorsal de la AD, entre la entrada de la vena cava superior e inferior, y se denomina seno venarum en el corazón adulto. La vena cardinal común izquierda se convierte en el seno coronario, a través del cual la circulación venosa coronaria drena hacia la AD. La conexión con las venas cardinales superior e inferior izquierdas retrocede y se convierte en el Ligamento de Marshall. La vena cardinal superior izquierda, que en el adulto forma parte de la vena yugular interna izquierda, drena a través de la vena braquiocefálica hacia la vena cava superior, que se origina en la vena cardinal superior derecha. Los orificios de las venas de la artria derecha están protegidos por válvulas; la válvula que flanquea el orificio de la vena cava superior es la válvula venosa, la vena cava inferior la válvula de Eustaquio y el seno coronario la válvula de Tebas. Se desconoce en gran medida cómo se regula molecularmente la formación y remodelación de estas estructuras (13).

En la pared dorsal de la AI del adulto se puede encontrar una gran porción de miocardio de paredes lisas, denominado miocardio pulmonar. Este miocardio se deriva de las células del segundo campo cardíaco ubicadas en el mesocardio dorsal en el polo venoso del corazón. Dentro de este mesénquima que rodea el intestino anterior embrionario contiguo al mesocardio dorsal, se forma un plexo vascular que contribuye a la vasculatura pulmonar. Aproximadamente a las cinco semanas de desarrollo (CS13), se forma un único vaso a través del mesocardio dorsal que conecta este plexo vascular alrededor del intestino anterior con la aurícula. La semaforina 3d (SEMA3D) se expresa en las células mesoteliales que cubren el mesocardio dorsal y, como tal, flanquean el tejido a través del cual se forman los vasos pulmonares. Se cree que SEMA3D actúa como una molécula guía repulsiva para restringir y dirigir las células endoteliales venosas pulmonares en desarrollo hacia la aurícula. La repulsión endotelial mediada por SEMA3D probablemente esté mediada por la neuropilina 1 (Nrp1) expresada en las células endoteliales. En ratones sin SEMA3D, las células endoteliales de las venas pulmonares muestran una invasión anormal del mesocardio dorsal, lo que resulta en una anomalía denominada conexión o retorno venoso pulmonar anormal (APVC) (52). APVC se refiere a un espectro de anomalías en las que la vena pulmonar no está conectada a la AI, sino a la

AD directa o indirectamente a través del seno coronario o las venas cavas superior o inferior. Esto se subrayó en la secuenciación SEMA3D en pacientes con APVC, identificando una mutación en SEMA3D que afecta la función de SEMA3D. Además, se identificó una familia escocesa con APVC con una alteración genómica ubicada en 4p12, lo que apunta quizás a una regulación de este proceso de desarrollo por otros genes. Aunque el crecimiento guiado de la vena pulmonar hacia la aurícula parece desempeñar un papel importante, cabe señalar que, anatómicamente, el retorno venoso pulmonar inicial es una estructura de la línea media. Dado que el tabique auricular primario se desarrolla en el lado derecho del orificio pulmonar, la vena pulmonar se incorpora a la AI (53).

Después de la conexión de la vena pulmonar con la aurícula, se forma un manto miocárdico alrededor de la vena pulmonar y sus bifurcaciones. Las células mesenquimales que flanquean el endotelio venoso pulmonar en el mesocardio dorsal se diferencian en CM. La población, a diferencia del miocardio formado alrededor de las venas cavas, deriva de una población progenitora negativa para Tbx18 y positiva para Nkx2,5 e Isl1. Estos CM recién formados inician una rápida proliferación y migran a lo largo de las venas pulmonares formando una funda miocárdica. Curiosamente, en ausencia de Pitx2c funcional, se produce una subpoblación de las paredes de las venas pulmonares. En ratones, se ha descubierto que la vaina miocárdica se extiende profundamente hasta los pulmones, hasta la quinta bifurcación. Sin embargo, en el ser humano este manguito sólo se desarrolla hasta la segunda bifurcación y, mientras se forma, también asciende hacia la pared dorsal de la AI. Como consecuencia, se encuentran cuatro orificios pulmonares en la AI y una gran cantidad de miocardio de paredes lisas entre estos orificios (54).

Las cámaras cardíacas ventricular y auricular tienen características estructurales y contráctiles únicas que subyacen a sus distintas funciones. El mantenimiento de las características específicas de la cámara requiere un refuerzo activo, incluso en CM diferenciados. Estudios anteriores en pez cebra han demostrado que la señalización sostenida de FGF actúa aguas arriba de los factores Nkx para mantener la identidad ventricular, pero el resto de esta vía de mantenimiento aún no está clara. La señalización MEK1/2-ERK1/2 actúa regulando hacia abajo a FGF y hacia arriba a los factores Nkx para promover el mantenimiento ventricular. La inhibición de la señalización de MEK, al igual que la inhibición de la señalización de FGF, da como resultado la expresión ectópica del gen auricular y una reducción de la expresión del gen ventricular en los CM ventriculares. La señalización de FGF y MEK influye en el mantenimiento ventricular durante un período de tiempo similar, cuando la ERK fosforilada (pERK) está presente en el miocardio. Sin embargo, el papel de la actividad de FGF-MEK parece depender del contexto (algunas regiones ventriculares son más sensibles que otras a la inhibición de la señalización de FGF-MEK). Además, en la aurícula, aunque la pERK endógena no induce rasgos ventriculares, una mayor señalización de MEK puede provocar la expresión de genes ventriculares ectópicos (55).

El ritmo y la coordinación de la contracción muscular en el corazón adulto están coordinados por el nódulo sinusal, el nódulo AV, el haz AV, las ramas del haz y el sistema de conducción periférico (fibras de Purkinje). El sistema de conducción cardíaca se desarrolla junto con las cámaras cardíacas en formación. Al final de la segunda semana de desarrollo, las células mesodérmicas que se diferencian en CM comienzan a volverse eléctricamente competentes y a contraerse. Al comienzo de la tercera semana de desarrollo (CS9-10), cuando el tubo cardíaco lineal acaba de formarse, las ondas de contracción peristálticas viajan desde las regiones de entrada a las de salida. En esta etapa ya se puede registrar un ecocardiograma (ECG) y tiene una morfología sinusoidal (56).

Cabe señalar que en esta etapa del desarrollo no existe un sistema de conducción cardíaca morfológicamente distinguible. La contracción lenta y duradera es el resultado de cardiomiocitos mal acoplados eléctricamente y, al mismo tiempo, los sarcómeros y el retículo sarcoplásmico aún no se han desarrollado completamente. La polaridad de esta onda de contracción se debe a la expresión del canal del marcapasos Hcn4 activado por hiperpolarización en los cardiomiocitos ubicados en la región de entrada del tubo cardíaco (57). Hcn4 es responsable de la corriente despolarizante espontánea, un componente importante de la actividad del marcapasos. Dado que la actividad del marcapasos siempre se encuentra en el borde miocárdico más distal del flujo de entrada, los CM recién diferenciados en el borde distal del flujo de entrada poseen actividad marcapasos dominante, lo que determina la frecuencia de contracción del corazón (58).

Cuando la formación de las cámaras comienza alrededor de las tres semanas del desarrollo humano (CS10), el miocardio de las cámaras auriculares y ventriculares en formación conduce la onda despolarizante más rápido que los restos del miocardio primario, que flanquean las cámaras; el polo venoso, el canal auriculoventricular y el tracto de salida. Además de la conducción relativamente rápida en estos CM auriculares y ventriculares, sus sarcómeros diferenciadores y su retículo sarcoendoplasmático permiten contracciones más rápidas y eficientes. La diferencia en la contracción característica de la cámara y los CM primarios evita el reflujo de sangre y permite la propulsión de la sangre sin válvulas. Los CM del seno venoso tienen la mayor frecuencia de automatismo, tienen sarcómeros poco desarrollados y están mal acoplados eléctricamente entre sí y con las células auriculares que los flanquean. Estas características les permiten acumular una carga eléctrica e impulsar la despolarización de los CM en los compartimentos posteriores (59). En esta etapa del desarrollo se puede registrar un ECG que se asemeja al ECG del adulto. A pesar de la ausencia de un sistema de conducción central, este ECG similar al de un adulto puede registrarse gracias a la disposición alterna de los compartimentos cardíacos con diferentes propiedades intrínsecas (60).

La estructura del corazón humano adulto comprende predominantemente cuatro tipos de células: cardiomiocitos (CM), fibroblastos cardíacos (FB), células murales (que incluyen pericitos y células del músculo liso) y células endoteliales (CE) (61). Investigaciones anteriores han indicado que los cardiomiocitos ocupan más del 70% del volumen del corazón de los mamíferos

(62). Los nuevos conocimientos sobre el origen del ventrículo izquierdo a partir de la FHF y del ventrículo derecho a partir de la SHF deben ser considerados al planificar estrategias quirúrgicas para la corrección de patologías que involucran las cavidades ventriculares del corazón. La contribución del SHF que se origina fuera del tubo cardíaco primitivo puede explicar la coexistencia de enfermedades del corazón y anomalías extracardíacas en pacientes con síndromes genéticos. Además, en el futuro debería investigarse la posible invasión de las células de la cresta neural al mesénquima de las almohadillas del canal auriculoventricular y su posible implicación en el desarrollo del tracto de salida del VI para comprender mejor el origen de las cardiopatías congénitas que afectan a esta región del corazón (14).

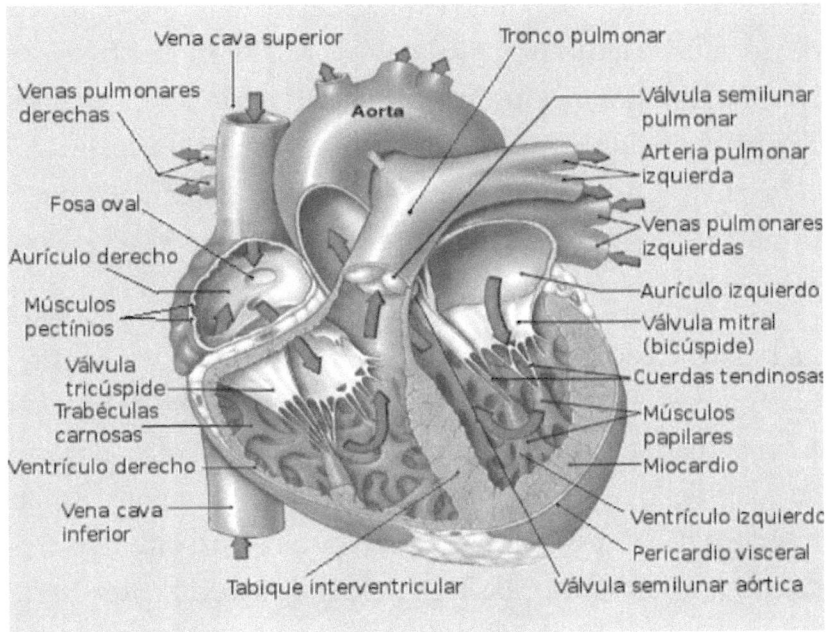

2. Estructura de las orejuelas en el corazón humano

Orejuela auricular izquierda

La orejuela auricular izquierda (OAI) es una bolsa anatómica de la AI. Fijado en la parte frontal del espacio pericárdico, la OAI se encuentra muy cerca de varios órganos vitales, dentro del pericardio cerca del VI y se observa que actúa como una cámara de descompresión durante la sístole del VI. Tal papel está influenciado por su alta posición dentro de la AI, mayor distensibilidad, altas concentraciones de factor natriurético auricular y configuración neuronal (63). La OAI deriva de la AI, que se forma principalmente por la adsorción de las venas pulmonares primordiales y sus ramas (64). Es una proyección en forma de dedo del cuerpo principal del AI. La unión está bastante bien definida por un estrechamiento en el orificio del apéndice. Existen variaciones considerables en su tamaño, forma y relación con las estructuras cardíacas y extra-cardíacas adyacentes, lo que puede ser extremadamente relevante cuando se realizan procedimientos intervencionistas (65).

En la mayoría de los corazones, la OAI se extiende entre las paredes anterior y lateral de la AI, y su punta se dirige de manera anterosuperior, superponiéndose al borde izquierdo del tracto de salida del ventrículo derecho o al tronco pulmonar y al tallo principal de la coronaria izquierda o artería circunfleja. No es raro encontrar la punta de la OAI dirigida lateralmente y hacia atrás. Sin embargo, en un pequeño porcentaje de corazones, la punta del OAI pasa detrás del pedículo arterial para asentarse en el seno pericárdico transverso. La apariencia externa de la OAI es la de una estructura tubular ligeramente aplanada con almenas, a menudo con una o más curvas y que termina en una punta puntiaguda. Debido a su forma ligeramente aplanada, la superficie inferior suele recubrir el ventrículo izquierdo y la superficie superior está debajo del pericardio fibroso. El orificio del apéndice suele ser ovalado, mientras que con menos frecuencia se observan formas redondas, triangulares y de gotas de agua (66). La cresta lateral izquierda separa los orificios de las venas pulmonares izquierdas del orificio OAI, pero la relación precisa entre el nivel del orificio y su distancia a los orificios venosos varía (67).

La anatomía de la OAI facilita su función como receptáculo durante la sístole del VI, drenaje de sangre desde las venas pulmonares al VI en la diástole temprana, cámara contráctil que ayuda al llenado del VI en la diástole tardía y succión sistólica temprana. Los primeros estudios también han descubierto su función endocrina, ya que contiene la mayor densidad de gránulos de factor natriurético auricular en la aurícula izquierda (63). Aparte de estos, la presión auricular izquierda ayuda a mantener la OAI mediante la presencia de receptores sensibles al estiramiento que pueden regular la frecuencia cardíaca (68). El cierre de la OAI es un medio cada vez más utilizado para lograr la tromboprofilaxis en la FA. La anatomía de la OAI es muy variable y las imágenes previas al procedimiento son fundamentales para elegir el dispositivo y el abordaje correctos para el cierre de la OAI. En un estudio cuyo objetivo fue proporcionar una descripción de la morfología microscópica y estructural normal de OAI en autopsias de corazones aparentemente sanos, se evidenció que las características morfológicas macroscópicas demostraron una estrecha relación entre la edad y el tamaño (tanto en longitud como en anchura), confirmándose una diversidad alta, y confirma lo descrito en la bibliografía donde en la mayoría de los corazones, la OAI se extiende entre las paredes anterior y lateral de la AI, y su punta se dirige antero superiormente, superponiéndose al borde izquierdo del tracto de salida del ventrículo derecho o al tronco pulmonar y al tallo principal de la coronaria izquierda o arteria circunfleja. No es raro encontrar la punta de la OAI dirigida lateralmente y hacia atrás. Sin embargo, en un pequeño porcentaje de corazones, la punta del LAA pasa detrás del pedículo arterial para asentarse en el seno pericárdico transverso. En este estudio se confirma una diversidad morfológica alta. La necesidad de una mejor alternativa de tratamiento impulsó el estudio de la oclusión de la OAI para la profilaxis del tromboembolismo. Debido a esto, el conocimiento previo de la morfología de la OAI es indispensable para los procedimientos que extirpan u ocluyen la OAI (69).

Embriogénesis

La OAI es la única estructura cardíaca de la AI derivada de la aurícula primitiva; el resto son parte de las venas pulmonares y se caracterizan por un endocardio liso. En la semana 4 de gestación, la aurícula primitiva sufre un giro hacia la derecha hacia su ubicación definitiva. La posterior fase de protrusión celular solidifica la capa mesodérmica basal y forma las trabéculas/músculos pectinados que conducen al endocardio rugoso característico de la OAI. Cuando los pulmones se desarrollan, una excrecencia de las yemas de las venas pulmonares primordiales se conecta a la aurícula primitiva y completa el desarrollo de la OAI aproximadamente en el día 50 de la vida embriológica (70, 71).

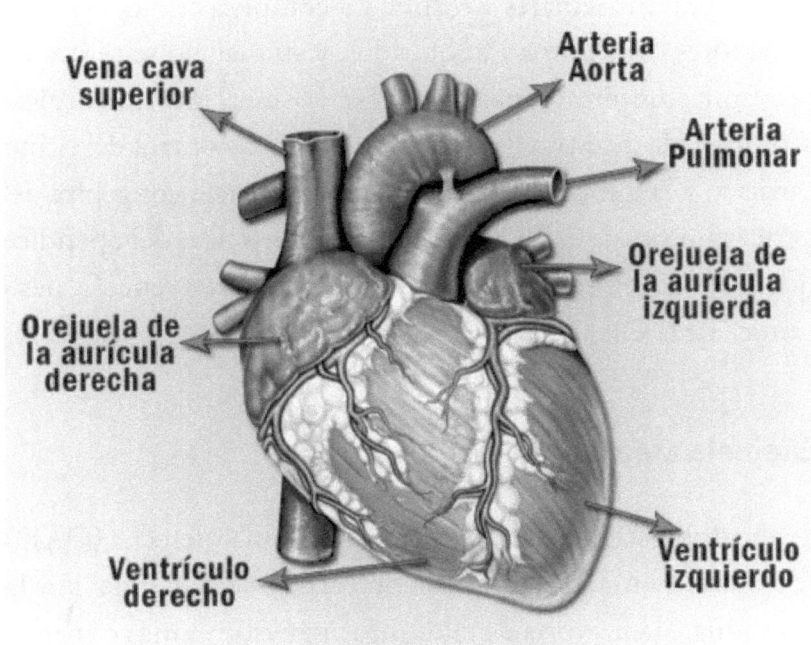

Anomalías del desarrollo

Se han informado muy pocas anomalías del desarrollo de la OAI. La isomería de la OAI se asocia con síndromes congénitos fatales (72). Es importante distinguir la ausencia congénita de la membrana de la OAI, encontrada incidentalmente, de la oclusión trombótica completa del apéndice (73). Los aneurismas congénitos de la OAI se asocian con displasia del músculo pectinado, predisponiendo a la formación de trombos, arritmias supraventriculares y rotura. La compleja etiología incluye factores congénitos y adquiridos, y su manejo se centra en prevenir complicaciones mediante la resección quirúrgica, acompañada de estrategias médicas como el control del ritmo cardíaco y la anticoagulación (74). La ausencia congénita del pericardio puede estar asociada con herniación del apéndice que podría resultar en dificultades en una intervención pericárdica de la OAI (75).

Orejuela auricular derecha

La morfología general de la orejuela auricular derecha (OAD) se describe en algunos libros de texto relacionados con la anatomía y la mayoría de ellos informan que es más o menos de forma triangular. Sin embargo, la OAD no ha sido estudiado en detalle. De hecho, es más que triangular y se puede subdividir en varias formas. La literatura actual encuentra que la OAD es un sitio de predilección de trombosis debido a su estructura interna especial, que comprende la cresta terminal (CT) y músculos pectinados (MP). Los apéndices auriculares izquierdo y derecho se originan en la aurícula durante el desarrollo embrionario. La OAD está limitada morfológicamente por el pericardio. Además, está influenciada por las estructuras adyacentes, incluida la aorta ascendente, vena cava superior, VD y AD. Algunos autores han descubierto que la forma de la OAD es aproximadamente triangular con un borde, y su área promedio es de aproximadamente tres centímetros cuadrados (76). Sin embargo, el tamaño de la parte basilar de la OAD se correlaciona con su morfología. Manolis, Varriale y Baptist (77) encontraron que la apertura promedio de la OAD (longitud de la parte basilar) era de 2,0 ± 1,0 centímetros y descubrieron que la apertura de la OAD era menor y la profundidad disminuyó en personas mayores de 70 años, que en los menores de 70 años y que la OAD es el marcador anatómico del corazón derecho, ubicado anterolateralmente a la AD. Es una estructura auricular prominente y vestigial durante el desarrollo embrionario.

En contraste con el concepto tradicional el apéndice auricular está en el vértice de la AD; la pared auricular anterior está compuesta casi en su totalidad por el apéndice auricular, que se extiende alrededor del vestíbulo de la válvula tricúspide. Además, la presencia del músculo pectinado que se origina en la cresta prominente terminal, hace que sea fácil distinguir la OAD del resto de la aurícula (78).

La cresta terminal (CT) sirve como una barrera para el sistema de conducción del corazón durante el aleteo auricular común (79). La CT es un hito anatómico importante debido a su estrecha asociación con la arteria del nódulo sinoauricular y el origen de los MP. Al examinar 300 corazones humanos adultos, Loukas y col. (80) encontraron que todos los MP se originaron en la CT y se extendieron a lo largo de la pared del apéndice hacia el vestíbulo de la válvula tricúspide. Se observó que el MP varió significativamente con respecto a la disposición y trayecto de sus fibras. Clasificaron el curso del MP, incluido el más prominente llamado tenia sagittalis (TS), en 6 patrones diferentes con 3 tipos diferentes de TS. En el tipo A (15%), TS estuvo ausente. El tipo B (65%) demostró un solo TS y el tipo C (20%) se caracterizó por la presencia de múltiples TS. Además, el curso del MP se clasificó en 6 patrones: Tipo I (40%), el MP se orientó perpendicular al CT con espaciamiento uniforme y sin cruce (trabeculación); el MP tipo II (20%), no uniforme, se organizó de manera trabecular al azar con numerosos cruces; Tipo III (15%), los MP tenían espaciamiento uniforme sin trabeculación con fibras orientadas paralelas a la CT; el tipo IV (10%), tenía MP arborizante proveniente de un tronco muscular común (tronco solitario); el tipo V (10%), las fibras estaban orientadas tanto perpendiculares como paralelas a la CT, similar en arquitectura al Tipo III, pero con más de un tronco muscular común; el tipo VI (5%), columna muscular prominente con MP velamentosa con posibles implicaciones en procedimientos de cateterismo cardíaco. La morfología exacta del MP y TS puede ser clínicamente importante en los procedimientos de cateterismo auricular derecho, así como en el desarrollo de arritmias, pero ahora son necesarias más investigaciones para probar esta teoría.

Zoppo y col. (81) descubrieron que este gran haz de músculos divide la OAD en dos regiones: la luz superior proximal de la OAD, que mira hacia la aorta ascendente, y la OAD quística distal, que se encuentra cerca de la arteria pulmonar. En la literatura existente, el vestíbulo de la OAD se considera generalmente como un área entre el orificio de ésta y el anillo de la válvula auriculoventricular derecha. Al examinar 200 corazones humanos por autopsias, se detectaron tres istmos (un istmo inferior, uno medio y uno superior). El espesor miocárdico promedio no varió entre istmos (istmo superior: 1,3 ± 0,5 mm, istmo medio: 1,8 ± 0,8 mm, istmo inferior: 1,6 ± 0,5 mm). Dentro de cada istmo hubo variaciones en el espesor de toda la pared auricular y de la capa adiposa. Estos eran más gruesos cerca del anillo valvular y más delgados cerca del orificio de la OAD. Este estudio fue el primero en describir la anatomía topográfica detallada del vestíbulo del de la OAD y la de sus istmos adyacentes. La pared del vestíbulo de la OAD está compuesta de capas de tejido endocárdico, miocárdico y adiposo. La variabilidad sustancial en la estructura y dimensiones de los istmos de la OAD puede desempeñar un papel en la planificación de intervenciones dentro de esta región anatómica (82).

Al investigar la presencia y las relaciones mutuas de los vasos coronarios dentro del vestíbulo de la OAD, Hołda y col. (83) encontraron que la arteria coronaria derecha estuvo presente en el 100% de los istmos superiores de la OAD, pero ausente en el 2,0% de los corazones dentro del istmo medio y en el 6,5% dentro del istmo inferior de la OAD. Su diámetro fue bastante uniforme a lo largo de los istmos superior (2,6 ± 0,8 mm), medio (2,9 ± 1,1 mm) e inferior (2,7 ± 0,9 mm). La localización de la arteria coronaria derecha varió significativamente y en ocasiones se acompañó de otros vasos coronarios accesorios. En todos los istmos, esta arteria discurría significativamente más cerca de la superficie endocárdica que de la superficie epicárdica. En el istmo superior de la OAD, la arteria estaba más alejada de la superficie endocárdica de la AD y esta distancia disminuyó gradualmente entre el istmo medio de la OAD y la OAD inferior. Este estudio fue el análisis más complejo de la disposición mutua y las características morfométricas de los vasos sanguíneos coronarios dentro del vestíbulo de la OAD. El conocimiento de los vasos sanguíneos adicionales dentro del vestíbulo puede ayudar a los médicos a planificar y realizar procedimientos seguros y eficaces en esta región.

Los vasos sanguíneos, como la arteria coronaria derecha y la vena cardíaca, en la pared del vestíbulo de la OAD pueden ser una fuente de interferencia en los procedimientos de ablación. La mayoría (91,8%) de las lesiones coronarias son resultado de la proximidad anatómica al sitio de ablación. El conocimiento de la relación entre el trayecto de la arteria coronaria y el sitio anatómico de la ablación podría prevenir el daño miocárdico y mejorar la seguridad del procedimiento. Estos vasos corren el riesgo de sufrir daños físicos, compresión y trombosis, entre otros riesgos, durante este procedimiento (84). Se han descrito, asimismo, varias anomalías congénitas de la OAD, entre ellas aneurisma, hernia (en asociación con un defecto pericárdico) y yuxtaposición izquierda. La yuxtaposición izquierda de la OAD descrita por primera vez por Birmingham en 1893 e introducida posteriormente por Dixon en 1954, suele asociarse con malformaciones cardíacas complejas, como la obstrucción del tracto de salida del VI. Se han descrito casos de una variante inusual de la yuxtaposición izquierda de la OAD en ausencia de otros defectos cardíacos, que inicialmente se han malinterpretado como una disección aórtica y han requerido de una cuidadosa reinterpretación y el uso de múltiples modalidades de imágenes (85).

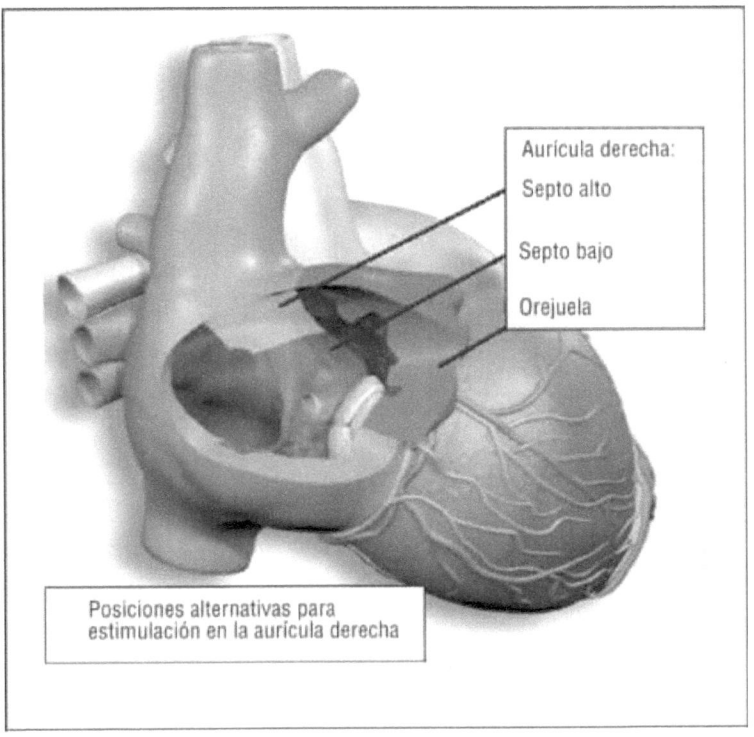

CAPITULO II
| FUNCIONES DE LAS OREJUELAS

Papel de las orejuelas como reservorios temporales para la sangre antes de ser bombeada a los ventrículos.

Es conocido en la actualidad que, en pacientes con FA, la OI puede servir como sitio de formación de trombos debido a la estasis que se produce dentro del apéndice debido a su forma y trabéculas. Alrededor del 90% de los trombos auriculares entre pacientes con FA no valvular y el 60% entre pacientes con enfermedad de la válvula mitral, se originan en la OI. Debido a esto, los procedimientos que extirpan u ocluyen la OI han ganado atención debido a su capacidad para prevenir eventos tromboembólicos. Además, la ecocardiografía transesofágica ha ofrecido imágenes más claras de la OI, lo que permite evaluar las implicaciones clínicas de ésta en función de su tamaño, forma, contenido y patrones de flujo (1).

Un antecedente importante lo representan los hallazgos de Veinot y col. (2) que examinaron 500 piezas anatómicas y en más de dos tercios la OI está compuesta por 2 o más lóbulos en diferentes planos. Estos lóbulos se orientan hacia la ranura auriculoventricular y la superficie basal del ventrículo izquierdo. Este remanente embrionario en circunstancias de sobrecarga de volumen funciona como un reservorio, favoreciendo la ectasia circulatoria y, por ende, la formación de trombos en su interior (3). Aunque la formación de trombos se puede reducir mediante el uso de anticoagulantes, esto puede estar contraindicado en algunos pacientes. La necesidad de una mejor alternativa de tratamiento impulsó el estudio de la oclusión de la orejuela izquierda para la profilaxis del tromboembolismo. Debido a esto, los procedimientos que extirpan u ocluyen la OAI han ganado atención debido a su capacidad para prevenir eventos tromboembólicos.

En una revisión narrativa reciente Godoy-Valderrama y col. (4) dejaron en evidencia que la FA no valvular se asocia con un aumento de 4 a 5 veces los accidentes cerebrovasculares y puede ser responsable del 15% al 20% de esta patología en aumento con la edad y otros factores de riesgo. En este escenario, el trombo en la OI estaría asociado al 90% de los casos con una mayor prevalencia de morfologías complejas de la OI y podría constituir un parámetro de riesgo adicional a considerar. Aunque los datos de resultados clínicos del cierre de la OI son actualmente limitados, se espera que los ensayos en curso ofrezcan más conocimientos y los nuevos dispositivos puedan resultar beneficiosos. Se plantean direcciones a futuro para la prevención del ictus como un objetivo de primordial importancia en los sistemas de salud por la morbimortalidad asociada.

Un latido cardíaco normal consiste en una contracción secuencial de las aurículas seguida de la de los ventrículos en una serie de eventos del ciclo cardíaco. La sucesión de 3 latidos cardíacos regulares de este tipo que muestran una forma de onda idéntica conduce a un ritmo constante. El estímulo para cada latido cardíaco se origina comúnmente en el nódulo sinusal en la aurícula derecha, de ahí el nombre de ritmo sinusal.

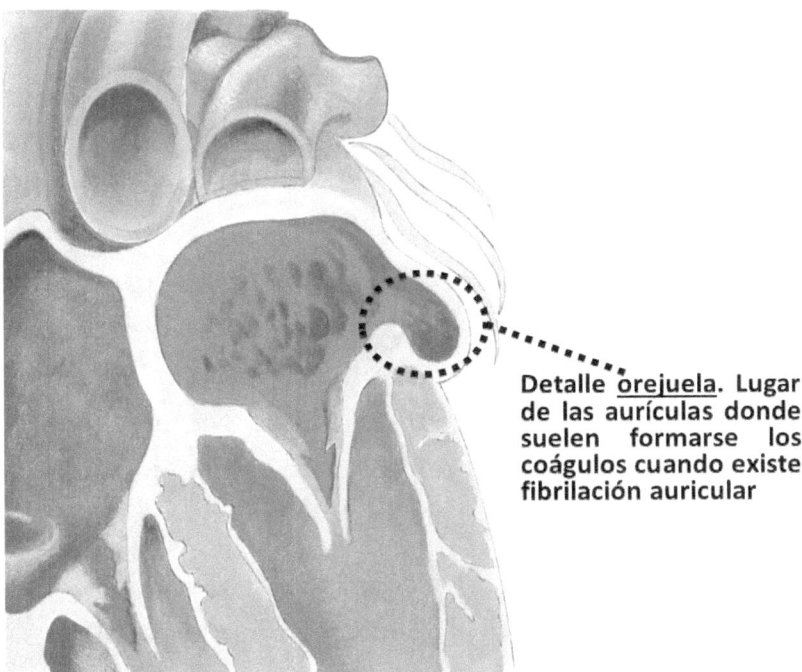

Detalle orejuela. Lugar de las aurículas donde suelen formarse los coágulos cuando existe fibrilación auricular

La OAI se encuentra dentro del pericardio cerca del ventrículo izquierdo y se observa que actúa como una cámara de descompresión durante la sístole ventricular izquierda. Esta función está influenciada por su posición alta dentro de la aurícula izquierda, mayor distensibilidad, altas concentraciones de factor natriurético auricular (FNA) y configuración neuronal (5,6).

En pacientes con fibrilación auricular (FA), la OAI puede servir como sitio de formación de trombos debido a la estasis que ocurre dentro del apéndice debido a su forma y trabeculaciones. Alrededor del 90% de los trombos auriculares entre pacientes con fibrilación auricular no reumática y el 60% entre pacientes con enfermedad de la válvula mitral reumática se originan en la OAI (7). Debido a esto, los procedimientos que extirpan u ocluyen la OAI han ganado atención debido a su capacidad para prevenir eventos tromboembólicos. Además, la ecocardiografía transesofágica ha ofrecido imágenes más claras de la OAI, lo que permite la evaluación de las implicaciones clínicas de la OAI en función de su tamaño, forma, contenido y patrones de flujo (8). Aunque la formación de trombos se puede reducir mediante el uso de anticoagulantes, específicamente warfarina, esto puede estar contraindicado en algunos pacientes. La necesidad de un mejor tratamiento alternativo impulsó el estudio de la oclusión de la OAI para la profilaxis de la tromboembolia (9).

Dutta y col. (10) informaron de un hallazgo intraoperatorio único de una orejuela auricular izquierda doble adicional durante una operación de cambio arterial con cierre de defecto septal ventricular en una niña de 4 meses. Inmediatamente después del procedimiento, una masa prolapsada dentro de la AI en el ecocardiograma transesofágico planteó preocupaciones de un posible trombo. La OAI era claramente visible con una línea de monitorización de presión que se colocó intraoperatoriamente.

Para investigar más, se reanudó la derivación cardiopulmonar y se detuvo y exploró el corazón. Había una estructura similar a una orejuela, separada de la que tenía la línea de monitorización de presión, que estaba invertida en el interior. Se sacó desde el exterior, lo que estableció claramente una orejuela auricular doble. Este informe ilustra un ejemplo de un dilema diagnóstico causado por una orejuela auricular doble que se invaginó en la AI y se hizo pasar por una masa o un trombo.

La OAI, conocida por su conexión patológica con la FA, es la fuente más común de tromboembolia en pacientes con FA y puede ser una fuente arritmogénica para el mantenimiento de la FA. Recientemente se han desarrollado posibles intervenciones de la OAI para la prevención del ictus mediante una mejor comprensión de su anatomía y fisiología. La oclusión de la OAI es una alternativa al uso de anticoagulación de por vida en casos seleccionados de FA no valvular. Los ensayos controlados aleatorizados PROTECT-AF (dispositivo de cierre de OAI WATCHMAN para protección embólica en pacientes con fibrilación auricular) y PREVAIL (ensayo aleatorio de cierre de OAI frente a warfarina para prevención del ictus/tromboembolia en pacientes con fibrilación auricular no valvular) demostraron que la exclusión de la OAI mediante el dispositivo percutáneo Watchman no es inferior a la warfarina. Sin embargo, la orejuela es estructuralmente compleja y tiene variaciones morfológicas considerables entre individuos, y puede resultar complicado generalizar el dispositivo para todos los pacientes. Los continuos avances tecnológicos, incluida la oclusión/ligadura mediante abordajes epicárdicos, endocárdicos o quirúrgicos, así como la experiencia del operador en cuanto a la anatomía, fisiología y fisiopatología de la OAI, deberían mejorar los resultados de las intervenciones. Además, la estrategia óptima para las taquiarritmias reentrantes que surgen de la OAI sigue siendo desconocida. Si bien un estudio observacional sugirió que el aislamiento de la OAI era más eficaz que la ablación focal, el aislamiento de la OAI puede estar asociado con alteraciones significativas de la contractilidad de la OAI, lo que predispone a las personas a un riesgo de trombosis (11).

La OAI puede servir como lugar de formación de trombos debido a la estasis que se produce dentro de la orejuela debido a su forma y trabeculaciones. Aunque la formación de trombos se puede reducir mediante el uso de anticoagulantes, esto puede estar contraindicado en algunos pacientes. La necesidad de un mejor tratamiento alternativo impulsó el estudio de la oclusión de la orejuela auricular izquierda para la profilaxis de la tromboembolia. Debido a esto, los procedimientos que extirpan u ocluyen la OAI han ganado atención debido a su capacidad para prevenir eventos tromboembólicos (12).

La FA no valvular es una afección clínica frecuente asociada a un mayor riesgo de complicaciones tromboembólicas. En consecuencia, la terapia anticoagulante oral (TAO) es la piedra angular del tratamiento de la FA no valvular. A pesar de la eficacia bien establecida de la TAO, muchos pacientes no pueden recibir esta terapia preventiva debido a hemorragias o a un alto riesgo de hemorragia. El hecho de que más del 90% de los trombos se formen en la orejuela auricular izquierda ha llevado al desarrollo de métodos alternativos para reducir el riesgo embólico. La oclusión de la orejuela auricular izquierda (LAAO) es una opción no farmacológica para prevenir eventos cardioembólicos en pacientes con FA no valvular con una contraindicación para la TAO. La demanda de procedimientos LAAO está creciendo exponencialmente y los médicos deben considerar esta opción alternativa al tratar a pacientes con una contraindicación para la TAO. Esta revisión resume el pensamiento actual sobre la LAAO (13).

La anatomía tridimensional compleja y altamente variable de la OAI dificulta la planificación y el dimensionamiento del dispositivo para procedimientos de oclusión intervencionista (OAI). Para este propósito se utilizan varias modalidades de imagenología [por ej., ecocardiografía, tomografía computarizada multicorte (TCMC)]. La realidad virtual (RV) es una técnica de imagenología emergente para sumergirse en una aurícula y una orejuela izquierdas tridimensionales, que ofrece opciones de visualización y medición sin precedentes. En un estudio que tuvo como objetivo investigar la viabilidad, precisión y reproducibilidad de la visualización de la OAI en RV para la planificación preoperatoria de OAI, se demostró que la visualización en realidad virtual de la AI y la orejuela a partir de datos de TCMC es factible y permite realizar mediciones precisas y reproducibles en la planificación de procedimientos de oclusión de la aurícula izquierda con una orientación 3D mejorada. Se necesitan estudios adicionales para explorar los beneficios adicionales de la visualización tridimensional para los operadores en la planificación previa al procedimiento (14).

CAPÍTULO III
VARIACIONES ANATÓMICAS DE LAS OREJUELAS AURICULARES

La tomografía computarizada (TC) demuestra las cuatro morfologías más comunes de LAA: (C1) "Cactus" tiene un lóbulo central dominante con lóbulos secundarios extendidos. (C2) La "manga de viento" tiene un lóbulo dominante más grande que las porciones distales de la OAI. (C3) La "coliflor" no tiene lóbulo dominante, pero tiene características más complejas que otras morfologías. (C4) "Ala de pollo" presenta una curvatura evidente en la parte proximal o media del lóbulo dominante, o replegándose sobre sí misma que puede ser un lóbulo secundario o una ramita (1) (Fig.1).

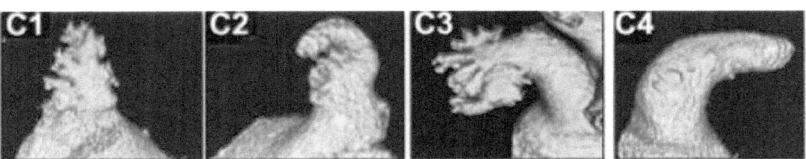

Fig. 1. Variaciones morfológicas de la orejuela auricular izquierda. Fuente: Romero y col. (1).

Existen variaciones en tamaño, número de lóbulos, forma, ostium y dimensión de la OAI, que deben tomarse en cuenta al tomar decisiones y valorar la fisiopatología e implicaciones (Tabla 1). La morfología de la OAI generalmente se divide en 4 tipos, que incluyen "Ala de pollo", "Coliflor", "Cactus" y "Manga de viento" (2,3,4). El reconocimiento de estas variaciones morfológicas es útil en la planificación de intervenciones. Por ejemplo, la morfología de "Ala de pollo", con sus varias curvas cerradas y una orientación extremadamente superior de la OAI, se considera inadecuada para algunos dispositivos de cierre epicárdico. En una serie de 190 pacientes con la OAI de anatomía de "Ala de pollo" sometidos a oclusión de la OI mediante el uso de la técnica de "sándwich" fue factible y seguro. Las imágenes previas al procedimiento fueron un factor clave para determinar mediciones específicas (5). Después de la oclusión de la OAI, existe un riesgo residual de formación de fosas o divertículos, pequeñas estructuras que se encuentran alrededor del ostium proximal y que no se pueden ocluir completamente mediante el despliegue del dispositivo y pueden causar atrapamiento del catéter (6).

Tabla 1. Variaciones de la orejuela auricular izquierda

Variantes	Descripción y frecuencia	Referencia
Morfología	La variante en "Ala de pollo" (48%), se pliega sobre sí misma después del ostium. La de "Cactus" (30%), tiene un lóbulo central con lóbulos secundarios que se extienden arriba y abajo. "Manga de viento" (19%) tiene un lóbulo principal y otros lóbulos más pequeños que surgen dentro del lóbulo principal y la de "Coliflor" (3%), tiene una longitud más corta que las demás y una forma interna más irregular.	Lupercio y col. (2) Di Biase y col. (3) Wang y col. (4)
Lóbulos	Un solo lóbulo (20%-70%), 2 lóbulos (16%-54%), hasta 4 lóbulos en el resto.	Di Biase y col. (3) Fukushima y col. (7)
Curvatura y cuerpo de la OI	Curso de flexión curvilíneo a 90° ± 20° después de los 14 ± 4 mm iniciales (75%). La OAI tiene una base estrecha con un ápice en forma de gancho que apunta hacia abajo. Son típicos un cuerpo ancho y un cuello estrecho.	Syed y col. (8); Regazzoli y col. (9)
Dirección de la punta	La punta de la OI se dirige principalmente en dirección anterior y cefálica, superponiéndose al tronco pulmonar, pero puede mirar en otras direcciones.	Kanmanthareddy y col. (10)

Espesor de pared	El espesor medio de la pared auricular era de sólo 1 mm (0,4 a 1,5 mm)	Noheria y col. (11) Holmes y Schwartz (12)
Forma y ubicación del ostium	Las formas del ostium incluyen elípticas (u ovaladas) (69%), y el resto redondas, triangulares, con forma de gota de agua y con forma de pie. La variación en la orientación del ostium presente en el 60%-65% de los individuos, está al mismo nivel de la vena pulmonar superior izquierda, a nivel superior en el 25%-30% e inferior en el resto.	Syed y col. (8)
Ancho, longitud y Profundidad del ostium	Ancho: 21,9 ± 4,1 mm (rango: 12,1–38,8 mm) Largo: 49,4 ± 9,1 mm (rango: 24,9–85,7 mm) Profundidad: Rango: 16–51 mm	Regazzoli y col. (9) Kanmanthareddy y col. (10)
Hoyos	Hay varios hoyos que rodean el ostium que pueden contribuir a la formación de coágulos, oscilan entre 0,5 y 10,3 mm	Noheria y col. (11) Holmes y Schwartz (12)

Fuente: Naksuk y col. (13) y Godoy-Valderrama y col. (14).

En cuanto a las variaciones anatómicas de la OAD, Rissi y col. (15) estudiaron los corazones de 172 adultos y 61 niños y encontraron aproximadamente cinco tipos diferentes de OAD: cuadrilátero (similar a la cabeza de un caballo), de cuatro caras (similar a un pico de loro), trapezoidal (en forma de yunque), triangular (en forma de velero) y una quinta forma, con algunos lóbulos y muescas dispuestas aleatoriamente, que aún no está claramente definida. La segunda forma, es decir, la OAD de cuatro caras, se observa comúnmente, y la descripción de esta forma fue respaldada por el estudio de Manolis y col. (16) y Li y col. (17) quienes dividieron la morfología de la OAD en cinco tipos y nueve subtipos, incluidos el primer tipo de forma triangular (Ia y Ib), el segundo tipo de forma M (IIa y IIb), el tercer tipo forma de L (IIIa y IIIb), el cuarto tipo de forma de L inversa (IVa y IVb), y el V tipo de forma equilibrada. El tipo más común de aurícula derecha es el tipo IV (28,4%) seguido del tipo II (24,0%), mientras que el menos común es el tipo V (11,0%). El tipo Ia estuvo presente significativamente con mayor frecuencia en mujeres que en hombres, mientras que el tipo IIa significativamente con mayor frecuencia en hombres que en mujeres. No existió otra diferencia de sexo significativa en la proporción de constitución de los tipos. El ángulo normal fue mayor en el tipo Ib que en el Ia. Cuanto mayor es el ángulo normal en el tipo I, mayor es la desviación de la punta de la aurícula derecha hacia la izquierda. Así, el OAD podría ser considerada principalmente polimórfica.

Al mismo tiempo, Rissi y col. (15) demostraron por primera vez que la OAD es principalmente lobulado en el 84,3% de los corazones de adultos y el 91,8% de los niños. También informaron que era poco probable que la forma y la lobación de la

OAD cambien con el desarrollo cardíaco u ocurran cambios en la altura y el peso. Una buena comprensión de la morfología anatómica de la aurícula derecha puede guiar mejor la estimulación auricular, la ablación por radiofrecuencia y otros procedimientos quirúrgicos, al tiempo que previene posibles complicaciones intra-procedimiento.

Comprender cómo estas variaciones pueden afectar la función cardíaca y su relevancia en procedimientos médicos. La morfología de la OAI, así como un mayor espesor de la pared de la AI, ya se han asociado con el accidente cerebrovascular criptogénico (18). La La OAI actúa como una cámara de descompresión y como un reservorio contráctil durante la sístole ventricular izquierda y la presión alta de la AI (19). La LAA también puede influir en la presión de la AI al producir factor natriurético auricular (20).

CAPÍTULO IV
PATOLOGÍAS RELACIONADAS A LAS OREJUELAS AURICULARES Y PERSPECTIVAS CLÍNICAS

En todo el mundo, hay 33,5 millones de pacientes que padecen fibrilación auricular (FA), con un aumento anual de 5 millones de casos. La mayoría de los pacientes con FA tienen una forma establecida de miocardiopatía auricular. El concepto de miocardiopatía auricular se introdujo en 2016. Por lo tanto, el tratamiento de las enfermedades subyacentes y los cambios en el tejido auricular aparecen como una piedra angular del tratamiento de la FA. Además, el tratamiento o la prevención de los cambios endocárdicos auriculares tiene el potencial de reducir la trombogénesis auricular y, por lo tanto, el accidente cerebrovascular cerebral. El presente capitulo resumirá la fisiopatología subyacente y los procesos de remodelación observados en el desarrollo de una miocardiopatía auricular, la trombogénesis y la FA. En particular, se abordará el impacto del estrés oxidativo y la inflamación. Cada vez hay más pruebas de que la cardiopatía auricular (caracterizada por fibrosis, aumento de tamaño, cambios electrocardiográficos como contracciones auriculares prematuras, aumento de los niveles plasmáticos de péptidos natriuréticos), así como una morfología distintiva de la OAI, se asocian con accidente cerebrovascular incluso sin fibrilación auricular (FA) conocida (1). El accidente cerebrovascular es una de las principales causas de deterioro funcional, morbilidad, mortalidad y carga socioeconómica en todo el mundo. Más de una cuarta parte de los accidentes cerebrovasculares son causados por FA (2), y este subgrupo de accidentes cerebrovasculares generalmente representa los más graves (3).

Debido a su anatomía distintiva y situación hemodinámica, la OAI representa la gran mayoría de las fuentes de trombos en accidentes cerebrovasculares cardioembólicos (CE) causados por FA no valvular (4,5). Un estudio reciente sugiere que, en pacientes con FA sometidos a ecocardiografía transesofágica antes de la cardioversión, incluso el 99% de los trombos intracardíacos se encuentran en la OAI (6). Sin embargo, se sabe poco qué parámetros de la OAI están asociados con el mayor riesgo de accidente cerebrovascular por CE en pacientes con FA.

La FA es la arritmia más común en la población general. El tromboembolismo sistémico por trombosis de OAI es una complicación bien conocida de la FA, mientras que las complicaciones tromboembólicas por un trombo de la AD son poco frecuentes. Sin embargo, se debate la prevalencia de la trombosis de la AD; a pesar de tener una baja prevalencia en estudios ecocardiográficos, la mayor prevalencia encontrada en estudios autópticos plantea la hipótesis de una subdetección de coágulos en la AD, posiblemente relacionada con la limitada evaluación de la OAD con imágenes no invasivas (7).

La FA es la arritmia sostenida más común y causa una morbilidad y mortalidad sustanciales, en particular debido al accidente cerebrovascular embólico (8). Las terapias para la FA actualmente disponibles tienen una eficacia y seguridad limitadas, en particular en pacientes con FA persistente ("crónica") de larga duración (cAF). Se espera que una mayor comprensión de los mecanismos moleculares que promueven la FA facilite el desarrollo de terapias anti-FA mejoradas y mejor dirigidas (9).

Los mecanismos subyacentes que inician y promueven la FA no están completamente resueltos (10). Sin embargo, se cree que las anomalías en el manejo del calcio (Ca 2+) y el estrés oxidativo desempeñan un papel central en la fisiopatología de la FA. Las mitocondrias son los principales productores de trifosfato de adenosina (ATP) celular en los miocitos cardíacos, y tanto el Ca 2+ como el difosfato de adenosina (ADP) son reguladores clave del flujo respiratorio para adaptar el suministro de energía a las demandas constantemente variables en el corazón (11,12). En las mitocondrias, el ciclo de Krebs se alimenta de productos de la glucólisis y la β-oxidación de ácidos grasos y produce dinucleótido de nicotinamida y adenina (NADH) y dinucleótido de flavina y adenina (FADH2), que donan electrones a los complejos I y II de la cadena de transporte de electrones (CTE), respectivamente. A través de reacciones redox secuenciales a lo largo de la cadena de transporte de electrones (ETC), los protones se translocan a través de la membrana mitocondrial interna, estableciendo un gradiente de protones que es aprovechado por la ATP-sintasa F_1/F_o para fosforilar ADP a ATP. Durante un aumento fisiológico en la carga de trabajo, la estimulación β-adrenérgica aumenta la tasa y amplitud de los transitorios de Ca 2+ citosólicos que, por un lado, aumenta el consumo de ATP. El consiguiente aumento en el flujo de ADP a la ATPasa drena electrones del NADH hacia la cadena de transporte de electrones («condiciones de atracción»), lo que per se oxidaría el NADH. Sin embargo, el aumento en la amplitud y frecuencia de los transitorios de Ca 2+ citosólicos aumenta la captación de Ca 2+ en las mitocondrias a través del uniportador de Ca 2+ (MCU). Dado que la captación mitocondrial de Ca 2+ es rápida, pero la extrusión es más lenta, la tasa de estimulación del corazón (o miocito) controla fuertemente la acumulación mitocondrial de Ca 2+ (12).

La acumulación de Ca 2+ aumenta posteriormente la producción de donantes de electrones, las formas reducidas de NADH y FADH 2, utilizadas por la cadena de transporte de electrones para producir ATP a través de la fosforilación oxidativa. Sin embargo, esta "condición de empuje" contribuye a la producción de especies reactivas de oxígeno (ROS) en la cadena de transporte de electrones que, cuando está en exceso, produce estrés oxidativo, como se analiza más adelante. Dado que el estrés oxidativo está asociado con la FA y sus factores de riesgo, las mitocondrias podrían ser un objetivo potencial aguas arriba para las terapias anti-FA (13,14). Una amplia investigación sobre la bioenergética ventricular y los cambios resultantes en la insuficiencia cardíaca ha allanado el camino hacia la prueba de terapias dirigidas a las mitocondrias, pero este aún no es el caso en la FA. La FA es una carga de salud en constante crecimiento que a menudo se presenta junto con trastornos metabólicos, incluida la diabetes mellitus y la obesidad. Los tratamientos actuales a menudo no logran prevenir la FA y sus resultados adversos. La evidencia acumulada sugiere que las alteraciones metabólicas pueden promover el desarrollo de FA a través de la remodelación estructural y electrofisiológica, pero los mecanismos subyacentes que predisponen a un individuo a la FA dependen de la etiología, lo que enfatiza la necesidad de estrategias terapéuticas personalizadas para tratar la FA que se dirijan al perfil metabólico de un individuo. La FA en sí misma puede inducir cambios en el metabolismo de la glucosa, los lípidos y las cetonas, la función mitocondrial y la energía miofibrilar (como parte de un proceso conocido como "remodelación metabólica"), que pueden contribuir a la disfunción auricular (15).

Al realizar un análisis de secuenciación de ARN de núcleo único (snRNA-seq) utilizando núcleos aislados de la orejuela auricular izquierda (OAI) de pacientes con FA y ritmo sinusal con una tinción patológica para validar los hallazgos clave de snRNA-seq, se identificaron 30 subtipos celulares en 80.592 núcleos. Dentro de la OAI de la FA, observaron un subtipo específico de cardiomiocitos desdiferenciados (CM) caracterizados por una expresión reducida de proteínas contráctiles cardíacas (TTN y TRDN) y una expresión aumentada de genes relacionados con la matriz extracelular (COL1A2 y FBN1). El análisis de predicción de factores de transcripción reveló que los patrones de expresión génica en los CM desdiferenciados estaban regulados principalmente por CEBPG y GISLI. Además, identificamos un subtipo distinto de células progenitoras endoteliales (EPC) que demostraban una expresión elevada de PROM1 y KDR, una población disminuida dentro de la OAI de la FA. Los adipocitos epicárdicos revelaron una liberación reducida del factor antiinflamatorio y antifibrótico PRG4, y una secreción aumentada de señales de VEGF dirigidas a los CM. Además, notamos la acumulación de macrófagos similares a M2 y células T CD8 + con una alta puntuación proinflamatoria en la OAI de la FA. Además, el análisis de la comunicación intercelular reveló vías específicas relacionadas con la FA, como la inflamación, la matriz extracelular y las señales de remodelación vascular. Este estudio ha descubierto la presencia de CM desdiferenciadas, una disminución de las células progenitoras endoteliales, un cambio en el perfil de secreción de los adipocitos y una respuesta inflamatoria amplificada en la FA. Estos hallazgos podrían ofrecer información crucial para futuras investigaciones sobre la FA y servir como referencias valiosas para investigar nuevos enfoques terapéuticos para la FA (16).

El aneurisma de la orejuela auricular izquierda (AOAI) es una patología cardíaca poco frecuente que suele identificarse en la edad adulta. Hay una gran variedad de presentaciones relacionadas con el agrandamiento de la orejuela auricular, pero la mayoría son asintomáticas. Los casos pediátricos de AAI son extremadamente raros. Informamos de un caso de un AAI gigante incidental encontrado en un niño sano de 6 años. Fue tratado con éxito mediante resección quirúrgica. Una revisión de la literatura muestra que la presentación del AAI en pediatría probablemente implica síntomas cardíacos o respiratorios, pero también puede ser un hallazgo incidental. Al igual que en los adultos, el diagnóstico requiere imágenes cardíacas, siendo la ecocardiografía la base. La intervención quirúrgica está indicada en pacientes sintomáticos y en la mayoría de los pacientes asintomáticos para prevenir complicaciones. Sin embargo, es de destacar que se justifica más investigación sobre el momento óptimo de la cirugía y los enfoques quirúrgicos alternativos para casos complejos (17).

La AI contribuye a la hemodinámica cardíaca al modular el llenado del VI a través de las funciones de reservorio, conducto y contráctil (18). Los pacientes con enfermedades cardiovasculares, como la enfermedad cardíaca valvular, experimentan remodelación de la AI y alteraciones en la función de la AI, lo que lleva a la fibrilación auricular (FA) (19). La remodelación de la AI se asocia con aumentos en la remodelación de la estructura de la AI, incluida la fibrosis, un marcador pronóstico importante y resultado clínico (20, 21). La ecocardiografía de seguimiento de moteado bidimensional (2DSTE) es factible para la evaluación de la función y la deformación de la AI miocárdica (22). En particular, la deformación del reservorio de la AI (LASr) es una deformación positiva que representa el estiramiento de la AI durante la sístole del VI como un índice de la función del reservorio de la AI (23). Está influenciado por el estiramiento de la AI debido a la presión o carga de volumen y la relajación/rigidez de la AI, y es secundario al aumento de la presión de llenado del VI, la presión telediastólica del ventrículo izquierdo (LVEDP) y la función diastólica del VI (24, 25). Por lo tanto, la cuantificación de LASr puede proporcionar información sobre la mecánica de la AI en varias condiciones fisiopatológicas, incluidas las de los pacientes sometidos a cirugía cardiovascular.

La deposición de la matriz extracelular (ECM) conduce a la fibrosis, que desempeña un papel esencial en la remodelación estructural y los cambios funcionales en la FA (26, 27). Los principales componentes de la ECM son el colágeno tipo I, el colágeno tipo III y la fibronectina (28). Entre ellos, un heterodímero de las subunidades α del colágeno tipo I es el producto colagenoso de los fibroblastos cardíacos, que representa el 80% del contenido total (29). El control celular y molecular de la fibrosis auricular es muy complejo, pero el proceso de fibrosis auricular incluye varios procesos individuales y multifactoriales con interacciones complicadas subyacentes entre mediadores celulares y neurohormonales (30). Varias vías de señalización profibrótica (31, 32), como el sistema renina/angiotensina, el factor de crecimiento transformante beta (TGFβ) (33), el factor de crecimiento derivado de plaquetas (PDGF) (34), el factor de crecimiento del tejido conectivo (CTGF) (35), las especies reactivas de oxígeno (ROS) (36), la inflamación (37, 38), la activación de la matriz extracelular (metalolopeptidasa de la matriz (MMP), inhibidor tisular de la metaloproteasa (TIMP)) (39) y la apoptosis (40), se han implicado en la fibrosis auricular y la FA. Por lo tanto, los determinantes moleculares de la fibrosis auricular se han investigado ampliamente, pero las vías profibróticas subyacentes que conducen a la fibrosis y la FA siguen sin esclarecerse en pacientes con enfermedades cardiovasculares.

La FA suele comenzar con una fibrilación auricular paroxística autoterminante (FAP), que se refiere a una FA que se detiene espontáneamente en los 7 días siguientes a su aparición, luego progresa a episodios más frecuentes y duraderos y luego se convierte en FA persistente. La FA se ha considerado en gran medida como una consecuencia de la FA, pero varios estudios han demostrado que el aumento de la fibrosis precede y contribuye al desarrollo de la FA en pacientes con ritmo sinusal (RS) (41,42). El contenido de tejido fibroso auricular aumentó en pacientes con FAP (43), y la fibrosis de la AI se describió mediante imágenes de resonancia magnética cardíaca con gadolinio retardado (DE-CMR), incluso en pacientes con FAP (44, 45). Exámenes histológicos recientes (46) también han informado que el grado de fibrosis empeoró progresivamente la FAP hasta llegar a una FA persistente y luego a una FA permanente. Además, se ha demostrado que la FAP, así como la FA, se acompaña de niveles elevados de quinasa regulada por señales extracelulares activadas, lo que sugiere que los cambios fibróticos auriculares ya están presentes en la FAP. También se ha informado que incluso durante la FAP, las vías moleculares involucradas en la transcripción genética, como TGFβ y PDGF, ya están en juego. Estos resultados sugieren que la remodelación auricular, incluida la fibrosis, ya existe durante la FAP (48).

La deformación de la AI medida mediante ecocardiografía de rastreo de marcas bidimensional (2DSTE) se considera un marcador de remodelación estructural de la aurícula izquierda, pero sigue sin resolverse. Investigamos la posible utilidad y relevancia clínica de LAS para detectar la remodelación auricular, incluida la fibrosis, mediante el análisis de la expresión génica en pacientes de cirugía cardiovascular. Se realizó 2DSTE preoperatoria en 131 pacientes (92 pacientes con ritmo sinusal [RS], incluida FA paroxística [PAF], 39 fibrilación auricular [FA]) sometidos a cirugía cardiovascular. Se obtuvieron muestras auriculares de los apéndices auriculares izquierdos y se analizó el nivel de expresión de ARNm mediante reacción en cadena de la polimerasa con transcripción inversa en tiempo real (RT-PCR) en 59 casos (24 PAF, 35 FA). El valor medio de la deformación del reservorio auricular izquierdo (mLASr) se correlacionó con el índice de volumen auricular izquierdo (LAVI) y la deformación del conducto auricular izquierdo (mLAScd). El mLASr también se correlacionó con la tensión contráctil auricular izquierda (mLASct) en pacientes con SR, incluida la FAP. El mLASr fue significativamente menor y el LAVI fue mayor en el grupo con FA, en comparación con los pacientes con SR, incluida la FAP. La expresión del ARNm COL1A1 que codifica el colágeno tipo I α1 aumentó significativamente en los pacientes con FA (p = 0,031). El mLASr se correlacionó negativamente con el nivel de expresión de COL1A1, y el análisis de regresión multivariante mostró que el mLASr era un predictor independiente del nivel de expresión auricular de COL1A1, incluso después de ajustar por edad, sexo e IMC. Pero ni el mLAScd/mLASct ni el LAVI (bp) se correlacionaron con la expresión del gen COL1A1. El nivel de expresión del ARNm COL1A1 se correlacionó fuertemente con los genes relacionados con la matriz extracelular (COL3A1, FN1). También correlacionó genes relacionados con la degradación de ECM (MMP2, TIMP1 y TIMP2), citocinas profibrogénicas (TGFB1 que codifica TGFβ1, END1, PDGFD, CTGF), genes relacionados con el estrés oxidativo (NOX2, NOX4), ECA, genes relacionados con la inflamación (NLRP, IL1B, MCP-1) y apoptosis (BAX). Entre los genes relacionados con la fibrosis examinados, el análisis de regresión univariable mostró que log (COL1A1) estaba asociado con log (TGFB1) (R^2 ajustado = 0,685, p < 0,001), log (NOX4) (R^2 ajustado = 0,622, p < 0,001), log (NOX2) (R^2 ajustado = 0,611, p < 0,001), lo que sugiere que TGFB1 y NOX4 fueron los determinantes independientes potentes del nivel de expresión de COL1A1. El mLASr se correlacionó negativamente con los genes relacionados con la matriz extracelular y el nivel de expresión génica relacionada con la fibrosis, incluidos TGFB1, NOX2 y NLRP3 en pacientes con fibrilación auricular. Los pacientes con fibrilación auricular con un nivel bajo de mLASr tuvieron una mayor expresión génica relacionada con la fibrosis, en comparación con aquellos con un nivel alto de mLASr. Estos resultados sugieren que el LASr se correlaciona con la expresión génica auricular COL1A1 asociada con la expresión génica relacionada con la fibrosis. Los pacientes con un nivel bajo de LASr exhiben una mayor expresión génica relacionada con la fibrosis auricular, incluso aquellos con FA, lo que destaca la utilidad de la deformación de la AI como marcador de fibrosis auricular en pacientes de cirugía cardiovascular (49, 50).

REFERENCIAS (CAPÍTULO I)

1. Borrero-Quiroga L, Ceballos-Gutiérrez J, Ospina-Rivera D, Carreño N, Rivera-Cardona GA. Anatomía comparada del corazón y grandes vasos en las etapas prenatal y postnatal. Salutem Scientia Spiritus 2021; 7(1):52-59. Disponible en: https://www.researchgate.net/publication/369527919_Anatomia_comparada_del_corazon_y_grandes_vasos_en_las_etapas_prenatal_y_postnatal

2. Sylva M, van den Hoff MJ, Moorman AF. Development of the human heart. Am J Med Genet A. 2014; 164A (6):1347-71. doi: 10.1002/ajmg.a.35896. PMID: 23633400.

3. Buijtendijk MFJ, Barnett P, van den Hoff MJB. Development of the human heart. Am J Med Genet C Semin Med Genet. 2020;184(1):7-22. doi: 10.1002/ajmg.c.31778. PMID: 32048790; PMCID: PMC7078965.

4. Loukas M, Youssef P, Gielecki J, Walocha J, Natsis K, Tubbs RS. History of cardiac anatomy: a comprehensive

review from the Egyptians to today. Clin Anat. 2016; 29(3):270-84. doi: 10.1002/ca.22705. PMID: 26918296.

5. Sizarov A, Ya J, de Boer BA, Lamers WH, Christoffels VM, Moorman AF. Formation of the building plan of the human heart: morphogenesis, growth, and differentiation. Circulation. 2011;123(10):1125-35. doi: 10.1161/CIRCULATIONAHA.110.980607. PMID: 21403123.

6. Tyser RC, Miranda AM, Chen CM, Davidson SM, Srinivas S, Riley PR. Calcium handling precedes cardiac differentiation to initiate the first heartbeat. Elife. 2016; 5: e17113. doi: 10.7554/eLife.17113. PMID: 27725084; PMCID: PMC5059139.

7. Harris IS, Black BL. Development of the endocardium. Pediatr Cardiol. 2010; 31(3):391-9. doi: 10.1007/s00246-010-9642-8. PMID: 20135106; PMCID: PMC2836465.

8. Feulner L, van Vliet PP, Puceat M, Andelfinger G. Endocardial Regulation of Cardiac Development. J Cardiovasc Dev Dis. 2022; 9(5):122. doi: 10.3390/jcdd9050122. PMID: 35621833; PMCID: PMC9144171.

9. Gabriel A, Donnelly J, Kuc A, Good D, Doros G, Matusz P, Loukas M. Ectopia cordis: a rare congenital anomaly. Clin Anat. 2014; 27(8):1193-9. doi: 10.1002/ca.22402. PMID: 24753313.

10. Hikspoors JPJM, Kruepunga N, Mommen GMC, Köhler SE, Anderson RH, Lamers WH. A pictorial account of the human embryonic heart between 3.5 and

8 weeks of development. Commun Biol. 2022; 5(1):226. doi: 10.1038/s42003-022-03153-x. PMID: 35277594; PMCID: PMC8917235.

11. Bayraktar M, Männer J. Cardiac looping may be driven by compressive loads resulting from unequal growth of the heart and pericardial cavity. Observations on a physical simulation model. Front Physiol. 2014; 5:112. doi: 10.3389/fphys.2014.00112. PMID: 24772086; PMCID: PMC3983514.

12. Liu C, Shao NY. The Differences in the Developmental Stages of the Cardiomyocytes and Endothelial Cells in Human and Mouse Embryos at the Single-Cell Level. Int J Mol Sci. 2024;25(6):3240. doi: 10.3390/ijms25063240. PMID: 38542214; PMCID: PMC10970218.

13. Norden J, Grieskamp T, Christoffels VM, Moorman AF, Kispert A. Partial absence of pleuropericardial membranes in Tbx18- and Wt1-deficient mice. PLoS One. 2012; 7(9): e45100. doi: 10.1371/journal.pone.0045100. PMID: 22984617; PMCID: PMC3439432.

14. Villavicencio-Guzmán L, Sánchez-Gómez C, Jaime-Cruz R, Ramírez-Fuentes TC, Patiño-Morales CC, Salazar-García M. Human Heart Morphogenesis: A New Vision Based on In Vivo Labeling and Cell Tracking. Life (Basel). 2023;13(1):165. doi: 10.3390/life13010165. PMID: 36676114; PMCID: PMC9861877.

15. Buckingham M, Meilhac S, Zaffran S. Building the

mammalian heart from two sources of myocardial cells. Nat Rev Genet. 2005; 6(11):826-35. doi: 10.1038/nrg1710. PMID: 16304598.

16. Cai CL, Liang X, Shi Y, Chu PH, Pfaff SL, Chen J, Evans S. Isl1 identifies a cardiac progenitor population that proliferates prior to differentiation and contributes a majority of cells to the heart. Dev Cell. 2003; 5(6):877-89. doi: 10.1016/s1534-5807(03)00363-0. PMID: 14667410; PMCID: PMC5578462.

17. De Bono C, Thellier C, Bertrand N, Sturny R, Jullian E, Cortes C, Stefanovic S, Zaffran S, Théveniau-Ruissy M, Kelly RG. T-box genes and retinoic acid signaling regulate the segregation of arterial and venous pole progenitor cells in the murine second heart field. Hum Mol Genet. 2018; 27(21):3747-3760. doi: 10.1093/hmg/ddy266. PMID: 30016433.

18. Lopez-Sanchez C, Garcia-Martinez V, Schoenwolf GC. Localization of cells of the prospective neural plate, heart and somites within the primitive streak and epiblast of avian embryos at intermediate primitive-streak stages. Cells Tissues Organs. 2001;169(4):334-46. doi: 10.1159/000047900. PMID: 11490112.

19. Moreno-Rodríguez RA, Krug EL, Reyes L, Villavicencio L, Mjaatvedt CH, Markwald RR. Bidirectional fusion of the heart-forming fields in the developing chick embryo. Dev Dyn. 2006; 235(1):191-202. doi: 10.1002/dvdy.20601. PMID: 16252277; PMCID: PMC1855217.

20. Davis CL. Development of the human heart from its first appearance to the stage found in embryos of twenty paired somites. Contrib Embryol. 1927; 19(107):247-93.

21. Männer J, Yelbuz TM. Functional Morphology of the Cardiac Jelly in the Tubular Heart of Vertebrate Embryos. J Cardiovasc Dev Dis. 2019; 6(1):12. doi: 10.3390/jcdd6010012. PMID: 30818886; PMCID: PMC6463132.

22. Carmona R, López-Sánchez C, Garcia-Martinez V, Garcia-López V, Muñoz-Chápuli R, Lozano-Velasco E, Franco D. Novel Insights into the Molecular Mechanisms Governing Embryonic Epicardium Formation. J Cardiovasc Dev Dis. 2023; 10(11):440. doi: 10.3390/jcdd10110440. PMID: 37998498; PMCID: PMC10672416.

23. Trinidad F, Rubonal F, Rodriguez de Castro I, Pirzadeh I, Gerrah R, Kheradvar A, Rugonyi S. Effect of Blood Flow on Cardiac Morphogenesis and Formation of Congenital Heart Defects. J Cardiovasc Dev Dis. 2022; 9(9):303. doi: 10.3390/jcdd9090303. PMID: 36135448; PMCID: PMC9503889.

24. Villavicencio-Guzmán L, Salazar-García M, Jaime-Cruz R, Lazzarini R, Toledano-Toledano F, Sánchez Gómez C. Incorporation of the first and second heart fields and prospective fate of the straight heart tube via in vivo labeling of chicken embryos. PLoS One. 2020; 15(7): e0234069. doi: 10.1371/journal.pone.0234069. PMID: 32649674; PMCID: PMC7351196.

25. Waldo KL, Kumiski DH, Wallis KT, Stadt HA, Hutson MR, Platt DH, Kirby ML. Conotruncal myocardium arises from a secondary heart field. Development. 2001; 128(16):3179-88. doi: 10.1242/dev.128.16.3179. PMID: 11688566.

26. Yahya I, Brand-Saberi B, Morosan-Puopolo G. Chicken embryo as a model in second heart field development. Heliyon. 2023; 9(3): e14230. doi: 10.1016/j.heliyon.2023. e14230. PMID: 36923876; PMCID: PMC10009738.

27. Ishii Y, Langberg J, Rosborough K, Mikawa T. Endothelial cell lineages of the heart. Cell Tissue Res. 2009; 335(1):67-73. doi: 10.1007/s00441-008-0663-z. PMID: 18682987; PMCID: PMC2729171.

28. Van Vliet P, Wu SM, Zaffran S, Pucéat M. Early cardiac development: a view from stem cells to embryos. Cardiovasc Res. 2012; 96(3):352-62. doi: 10.1093/cvr/cvs270. PMID: 22893679; PMCID: PMC3500045.

29. Zhou Z, Wang J, Guo C, Chang W, Zhuang J, Zhu P, Li X. Temporally Distinct Six2-Positive Second Heart Field Progenitors Regulate Mammalian Heart Development and Disease. Cell Rep. 2017; 18(4):1019-1032. doi: 10.1016/j.celrep.2017.01.002. PMID: 28122228; PMCID: PMC7032615.

30. Chi C, Roland TJ, Song K. Differentiation of Pluripotent Stem Cells for Disease Modeling: Learning from Heart Development. Pharmaceuticals (Basel). 2024;

17(3):337. doi: 10.3390/ph17030337. PMID: 38543122; PMCID: PMC10975450.

31. Chiang IK, Humphrey D, Mills RJ, Kaltzis P, Pachauri S, Graus M, Saha D, Wu Z, Young P, Sim CB, Davidson T, Hernandez-Garcia A, Shaw CA, Renwick A, Scott DA, Porrello ER, Wong ES, Hudson JE, Red-Horse K, Del Monte-Nieto G, Francois M. Sox7-positive endothelial progenitors establish coronary arteries and govern ventricular compaction. EMBO Rep. 2023; 24(10): e55043. doi: 10.15252/embr.202255043. PMID: 37551717; PMCID: PMC10561369.

32. Lazzarini R, Gómez-Quiroz LE, González-Márquez H, Villavicencio-Guzmán L, Salazar-García M, Sánchez-Gómez C. The proximal segment of the embryonic outflow (conus) does not participate in aortic vestibule development. PLoS One. 2018; 13(12): e0209930. doi: 10.1371/journal.pone.0209930. PMID: 30596770; PMCID: PMC6312233.

33. van den Berg G, Abu-Issa R, de Boer BA, Hutson MR, de Boer PA, Soufan AT, Ruijter JM, Kirby ML, van den Hoff MJ, Moorman AF. A caudal proliferating growth center contributes to both poles of the forming heart tube. Circ Res. 2009;104(2):179-88. doi: 10.1161/CIRCRESAHA.108.185843. PMID: 19059840; PMCID: PMC2683147.

34. Ebrahimi N, Osanlouy M, Bradley CP, Kubke MF, Gerneke DA, Hunter PJ. A method for investigating

spatiotemporal growth patterns at cell and tissue levels during C-looping in the embryonic chick heart. iScience. 2022; 25(7):104600. doi: 10.1016/j.isci.2022.104600. PMID: 35800755; PMCID: PMC9253367.

35. Anderson RH, Mori S, Spicer DE, Brown NA, Mohun TJ. Development and Morphology of the Ventricular Outflow Tracts. World J Pediatr Congenit Heart Surg. 2016; 7(5):561-77. doi: 10.1177/2150135116651114. PMID: 27587491; PMCID: PMC5011314.

36. Bragança J, Pinto R, Silva B, Marques N, Leitão HS, Fernandes MT. Charting the Path: Navigating Embryonic Development to Potentially Safeguard against Congenital Heart Defects. J Pers Med. 2023; 13(8):1263. doi: 10.3390/jpm13081263. PMID: 37623513; PMCID: PMC10455635.

37. Keyte A, Hutson MR. The neural crest in cardiac congenital anomalies. Differentiation. 2012; 84(1):25-40. doi: 10.1016/j.diff.2012.04.005. PMID: 22595346; PMCID: PMC3389200.

38. Ray P, Chin AS, Worley KE, Fan J, Kaur G, Wu M, Wan LQ. Intrinsic cellular chirality regulates left-right symmetry breaking during cardiac looping. Proc Natl Acad Sci U S A. 2018; 115(50): E11568-E11577. doi: 10.1073/pnas.1808052115. PMID: 30459275; PMCID: PMC6294912.

39. Tessadori F, Tsingos E, Colizzi ES, Kruse F, van den Brink SC, van den Boogaard M, Christoffels VM,

Merks RM, Bakkers J. Twisting of the zebrafish heart tube during cardiac looping is a *tbx5*-dependent and tissue-intrinsic process. Elife. 2021; 10: e61733. doi: 10.7554/eLife.61733. PMID: 34372968; PMCID: PMC8354640.

40. Blum M, Feistel K, Thumberger T, Schweickert A. The evolution and conservation of left-right patterning mechanisms. Development. 2014; 141(8):1603-13. doi: 10.1242/dev.100560. PMID: 24715452.

41. Ahmed SH, Deng AT, Huntley RP, Campbell NH, Lovering RC. Capturing heart valve development with Gene Ontology. Front Genet. 2023; 14:1251902. doi: 10.3389/fgene.2023.1251902. PMID: 37915827; PMCID: PMC10616796.

42. Miquerol L, Kelly RG. Organogenesis of the vertebrate heart. Wiley Interdiscip Rev Dev Biol. 2013; 2(1):17-29. doi: 10.1002/wdev.68. PMID: 23799628.

43. Li N, Li YJ, Guo XJ, Wu SH, Jiang WF, Zhang DL, Wang KW, Li L, Sun YM, Xu YJ, Yang YQ, Qiu XB. Discovery of *TBX20* as a Novel Gene Underlying Atrial Fibrillation. Biology (Basel). 2023; 12(9):1186. doi: 10.3390/biology12091186. PMID: 37759586; PMCID: PMC10525918.

44. Le Garrec JF, Ragni CV, Pop S, Dufour A, Olivo-Marin JC, Buckingham ME, Meilhac SM. Quantitative analysis of polarity in 3D reveals local cell coordination in the

embryonic mouse heart. Development. 2013; 140(2):395-404. doi: 10.1242/dev.087940. PMID: 23250213.

45. Passer D, van de Vrugt A, Atmanli A, Domian IJ. Atypical Protein Kinase C-Dependent Polarized Cell Division Is Required for Myocardial Trabeculation. Cell Rep. 2016;14(7):1662-1672. doi: 10.1016/j.celrep.2016.01.030. PMID: 26876178; PMCID: PMC5600190.

46. Del Monte-Nieto G, Ramialison M, Adam AAS, Wu B, Aharonov A, D'Uva G, Bourke LM, Pitulescu ME, Chen H, de la Pompa JL, Shou W, Adams RH, Harten SK, Tzahor E, Zhou B, Harvey RP. Control of cardiac jelly dynamics by NOTCH1 and NRG1 defines the building plan for trabeculation. Nature. 2018; 557(7705):439-445. doi: 10.1038/s41586-018-0110-6. PMID: 29743679.

47. Cho JM, Poon MLS, Zhu E, Wang J, Butcher JT, Hsiai T. Quantitative 4D imaging of biomechanical regulation of ventricular growth and maturation. Curr Opin Biomed Eng. 2023; 26:100438. doi: 10.1016/j.cobme.2022.100438. PMID: 37424697; PMCID: PMC10327868.

48. de Boer BA, van den Berg G, de Boer PA, Moorman AF, Ruijter JM. Growth of the developing mouse heart: an interactive qualitative and quantitative 3D atlas. Dev Biol. 2012;368(2):203-13. doi: 10.1016/j.ydbio.2012.05.001. PMID: 22617458.

49. Mommersteeg MT, Domínguez JN, Wiese C, Norden J, de Gier-de Vries C, Burch JB, Kispert A, Brown NA, Moorman AF, Christoffels VM. The sinus venosus progenitors separate and diversify from the first and second heart fields early in development. Cardiovasc Res. 2010; 87(1):92-101. doi: 10.1093/cvr/cvq033. PMID: 20110338.

50. Christoffels VM, Habets PE, Franco D, Campione M, de Jong F, Lamers WH, Bao ZZ, Palmer S, Biben C, Harvey RP, Moorman AF. Chamber formation and morphogenesis in the developing mammalian heart. Dev Biol. 2000; 223(2):266-78. doi: 10.1006/dbio.2000.9753. Erratum in: Dev Biol 2000 Sep 1;225(1):266. PMID: 10882515.

51. Norden J, Grieskamp T, Lausch E, van Wijk B, van den Hoff MJ, Englert C, Petry M, Mommersteeg MT, Christoffels VM, Niederreither K, Kispert A. Wt1 and retinoic acid signaling in the subcoelomic mesenchyme control the development of the pleuropericardial membranes and the sinus horns. Circ Res. 2010; 106(7):1212-20. doi: 10.1161/CIRCRESAHA.110.217455. PMID: 20185795; PMCID: PMC2862253.

52. Aghajanian H, Choi C, Ho VC, Gupta M, Singh MK, Epstein JA. Semaphorin 3d and semaphorin 3e direct endothelial motility through distinct molecular signaling pathways. J Biol Chem. 2014; 289(26):17971-9. doi: 10.1074/jbc.M113.544833. PMID: 24825896; PMCID: PMC4140303.

53. Degenhardt K, Singh MK, Aghajanian H, Massera D, Wang Q, Li J, Li L, Choi C, Yzaguirre AD, Francey LJ, Gallant E, Krantz ID, Gruber PJ, Epstein JA. Semaphorin 3d signaling defects are associated with anomalous pulmonary venous connections. Nat Med. 2013; 19(6):760-5. doi: 10.1038/nm.3185. PMID: 23685842; PMCID: PMC3746328.

54. Mommersteeg MT, Brown NA, Prall OW, de Gier-de Vries C, Harvey RP, Moorman AF, Christoffels VM. Pitx2c and Nkx2-5 are required for the formation and identity of the pulmonary myocardium. Circ Res. 2007; 101(9):902-9. doi: 10.1161/CIRCRESAHA.107.161182. PMID: 17823370.

55. Yao Y, Gupta D, Yelon D. The MEK-ERK signaling pathway promotes maintenance of cardiac chamber identity. Development. 2024; 151(4): dev202183. doi: 10.1242/dev.202183. PMID: 38293792; PMCID: PMC10911121.

56. Christoffels VM, Smits GJ, Kispert A, Moorman AF. Development of the pacemaker tissues of the heart. Circ Res. 2010; 106(2):240-54. doi: 10.1161/CIRCRESAHA.109.205419. PMID: 20133910.

57. Mommersteeg MT, Hoogaars WM, Prall OW, de Gier-de Vries C, Wiese C, Clout DE, Papaioannou VE, Brown NA, Harvey RP, Moorman AF, Christoffels VM. Molecular pathway for the localized formation of

the sinoatrial node. Circ Res. 2007;100(3):354-62. doi: 10.1161/01.RES.0000258019.74591.b3. PMID: 17234970.

58. Kotecha D, Flather MD, Altman DG, Holmes J, Rosano G, Wikstrand J, Packer M, Coats AJS, Manzano L, Böhm M, van Veldhuisen DJ, Andersson B, Wedel H, von Lueder TG, Rigby AS, Hjalmarson Å, Kjekshus J, Cleland JGF; Beta-Blockers in Heart Failure Collaborative Group. Heart rate and rhythm and the benefit of beta-blockers in patients with heart failure. J Am Coll Cardiol. 2017; 69 (24):2885-2896. doi: 10.1016/j.jacc.2017.04.001. PMID: 28467883.

59. Tan CMJ, Lewandowski AJ. The Transitional Heart: From Early Embryonic and Fetal Development to Neonatal Life. Fetal Diagn Ther. 2020; 47(5):373-386. doi: 10.1159/000501906. PMID: 31533099; PMCID: PMC7265763.

60. Rivaud MR, Blok M, Jongbloed MRM, Boukens BJ. How Cardiac Embryology Translates into Clinical Arrhythmias. J Cardiovasc Dev Dis. 2021 Jun 13;8(6):70. doi: 10.3390/jcdd8060070. PMID: 34199178; PMCID: PMC8231901.

61. Litviňuková M, Talavera-López C, Maatz H, Reichart D, Worth CL, Lindberg EL, Kanda M, Polanski K, Heinig M, Lee M, Nadelmann ER, Roberts K, Tuck L, Fasouli ES, DeLaughter DM, McDonough B, Wakimoto H, Gorham JM, Samari S, Mahbubani KT, Saeb-Parsy K, Patone G, Boyle JJ, Zhang H, Zhang H,

Viveiros A, Oudit GY, Bayraktar OA, Seidman JG, Seidman CE, Noseda M, Hubner N, Teichmann SA. Cells of the adult human heart. Nature. 2020; 588(7838):466-472. doi: 10.1038/s41586-020-2797-4. PMID: 32971526; PMCID: PMC7681775.

62. Zhou P, Pu WT. Recounting Cardiac Cellular Composition. Circ Res. 2016; 118(3):368-70. doi: 10.1161/CIRCRESAHA.116.308139. PMID: 26846633; PMCID: PMC4755297.

63. Cabrera JA, Saremi F, Sánchez-Quintana D. Left atrial appendage: anatomy and imaging landmarks pertinent to percutaneous transcatheter occlusion. Heart. 2014;100(20):1636-50. doi: 10.1136/heartjnl-2013-304464. PMID: 24602852.

64. Voskoboinik A, Lee RJ. Anatomic Considerations for Epicardial and Endocardial Left Atrial Appendage Closure. Card Electrophysiol Clin. 2020; 12(1):39-45. doi: 10.1016/j.ccep.2019.11.001. PMID: 32067646.

65. Akella K, Yarlagadda B, Murtaza G, Della Rocca DG, Gopinathannair R, Natale A, Lakkireddy D. Epicardial versus Endocardial Closure: Is One Better than the Other? Card Electrophysiol Clin. 2020;12(1):97-108. doi: 10.1016/j.ccep.2019.11.011. PMID: 32067652.

66. Lupercio F, Ruiz J, Briceno D, Romero J, Villablanca P, Berardi C, et al. Left atrial appendage morphology assessment for risk stratification of embolic stroke

in patients with atrial fibrillation: A meta-analysis. Heart Rhythm. 2016;13(7):1402-9. doi: 10.1016/j.hrthm.2016.03.042. PMID: 27016474.

67. Emmert MY, Firstenberg MS, Martella AT, Lau L, Zlock S, Mohan A, Spangler T, Currie S, Salzberg SP, Caliskan E. Epicardial left atrial appendage occlusion with a new medical device: assessment of procedural feasibility, safety and efficacy in a large animal model. J Cardiothorac Surg. 2020;15(1):56. doi: 10.1186/s13019-020-01096-0. PMID: 32245388; PMCID: PMC7118967.

68. Mantini C, Corradi F, Ricci F, Jensen B, Tana C, Di Mascio V, et al. A highly-detailed anatomical study of left atrial auricle as revealed by in-vivo computed tomography. Heliyon. 2023; 9(10): e20575. doi: 10.1016/j.heliyon.2023.e20575. PMID: 37842578; PMCID: PMC10568352.

69. Noris B. Godoy-Valderrama, Lila Rumenoff Soto, Ramón Aguilar Vásquez, Nereida J. Valero-Cedeño. Morfología microscópica de la orejuela auricular izquierda en humanos. Revista Polo del Conocimiento2024; 9 (3):634-651. Disponible en: https://polodelconocimiento.com/ojs/index.php/es/article/view/6671

70. Sherif HM. The developing pulmonary veins and left atrium: implications for ablation strategy for atrial fibrillation. Eur J Cardiothorac Surg. 2013; 44(5):792-9. doi: 10.1093/ejcts/ezt098. PMID: 23447471.

71. Kanmanthareddy A, Reddy YM, Vallakati A, Earnest MB, Nath J, Ferrell R, Dawn B, Lakkireddy D. Embryology and anatomy of the left atrial appendage: Why does thrombus form? Interv Cardiol Clin. 2014; 3(2):191-202. doi: 10.1016/j.iccl.2013.11.002. PMID: 28582164.

72. Gerecke BJ, Engberding R. Noncompaction Cardiomyopathy-History and Current Knowledge for Clinical Practice. J Clin Med. 2021; 10(11):2457. doi: 10.3390/jcm10112457. PMID: 34206037; PMCID: PMC8199228.

73. Saleh M, Balakrishnan R, Castillo Kontak L, Benenstein R, Chinitz LA, Donnino R, Saric M. Congenital absence of the left atrial appendage visualized by 3D echocardiography in two adult patients. Echocardiography. 2015; 32(7):1206-10. doi: 10.1111/echo.12882. PMID: 25586693.

74. Ayala Torres JD, Sepulveda Gallego JA, Gonzalez Gonzalez M. Left Atrial Appendage Aneurysm: A Case Report and Literature Review. Cureus. 2024;16(3): e56280. doi: 10.7759/cureus.56280. PMID: 38623095; PMCID: PMC11018009.

75. Syed FF, Noheria A, DeSimone CV, Asirvatham SJ. Left Atrial Appendage Ligation and exclusion technology in the incubator. J Atr Fibrillation. 2015; 8(2):1160. doi: 10.4022/jafib.1160. PMID: 27957184; PMCID: PMC4829965.

76. Kamiński R, Grzybiak M, Nowicka E, Kosiński A, Lewicka E, Dąbrowska-Kugacka A, Kozłowski D.

Macroscopic morphology of right atrial appendage in humans. Kardiol Pol. 2015; 73(3):183-7. doi: 10.5603/KP.a2014.0170. PMID: 25179484.

77. Manolis AS, Varriale P, Baptist SJ. Necropsy study of right atrial appendage: morphology and quantitative measurements. Clin Cardiol. 1988;11(11):788-92. doi: 10.1002/clc.4960111112. PMID: 3233807.

78. Ho SY, Sánchez-Quintana D. The importance of atrial structure and fibers. Clin Anat. 2009 Jan;22(1):52-63. doi: 10.1002/ca.20634. PMID: 18470938.

79. Sánchez-Quintana D, Anderson RH, Cabrera JA, Climent V, Martin R, Farré J, Ho SY. The terminal crest: morphological features relevant to electrophysiology. Heart. 2002; 88(4):406-11. doi: 10.1136/heart.88.4.406. PMID: 12231604; PMCID: PMC1767383.

80. Loukas M, Tubbs RS, Tongson JM, Polepalli S, Curry B, Jordan R, Wagner T. The clinical anatomy of the crista terminalis, pectinate muscles and the teniae sagittalis. Ann Anat. 2008;190(1):81-7. doi: 10.1016/j.aanat.2007.05.002. PMID: 18342146.

81. Zoppo F, Rizzo S, Corrado A, Bertaglia E, Buja G, Thiene G, Basso C. Morphology of right atrial appendage for permanent atrial pacing and risk of iatrogenic perforation of the aorta by active fixation lead. Heart Rhythm. 2015; 12(4):744-50. doi: 10.1016/j.hrthm.2014.12.023. PMID: 25533584.

82. Hołda J, Słodowska K, Tyrak K, Bolechała F, Jasińska

KA, Koziej M, Hołda MK, Walocha JA. Topographical anatomy of the right atrial appendage vestibule and its isthmuses. J Cardiovasc Electrophysiol. 2020; 31(12): 3199-3206. doi: 10.1111/jce.14767. PMID: 33010077.

83. Hołda J, Słodowska K, Strona M, Malinowska K, Bolechała F, Jasińska KA, Koziej M, Piątek-Koziej K, Walocha JA, Hołda MK. Mutual arrangements of coronary blood vessels within the right atrial appendage vestibule. J Clin Med. 2021; 10(16):3588. doi: 10.3390/jcm10163588. PMID: 34441885; PMCID: PMC8396902.

84. Pothineni NV, Kancharla K, Katoor AJ, Shanta G, Paydak H, Kapa S, Deshmukh A. Coronary artery injury related to catheter ablation of cardiac arrhythmias: A systematic review. J Cardiovasc Electrophysiol. 2019; 30(1):92-101. doi: 10.1111/jce.13764. PMID: 30288838.

85. Singhapakdi K, Sourour W, Kimball TR. Left Juxtaposition of the Right Atrial Appendage: Pitfalls in Diagnosis. Case Rep Cardiol. 2023; 2023:1385305. doi: 10.1155/2023/1385305. PMID: 38026473; PMCID: PMC10653977.

REFERENCIAS (CAPÍTULO II)

1. Regazzoli D, Ancona F, Trevisi N, Guarracini F, Radinovic A, Oppizzi M, et al. Left Atrial Appendage: Physiology, Pathology, and role as a therapeutic target. Biomed Res Int. 2015; 2015:205013. doi: 10.1155/2015/205013. PMID: 26236716; PMCID: PMC4508372.

2. Veinot JP, Harrity PJ, Gentile F, Khandheria BK, Bailey KR, Eickholt JT, et al. Anatomy of the normal left atrial appendage: a quantitative study of age-related changes in 500 autopsy hearts: implications for echocardiographic examination. Circulation. 1997; 96(9):3112-5. doi: 10.1161/01.cir.96.9.3112. PMID: 9386182.

3. Bisbal F, Gómez-Pulido F, Cabanas-Grandío P, Akoum N, Calvo M, Andreu D, et al. Left atrial geometry improves risk prediction of thromboembolic events in patients with atrial fibrillation. J Cardiovasc Electrophysiol. 2016; 27(7):804-10. doi: 10.1111/jce.12978. PMID: 27027899.

4. Noris B. Godoy- Valderrama, Lila Rumenoff, Ramón

Aguilar Vásquez, Nereida J. Valero-Cedeño. Orejuela auricular izquierda y sus implicaciones en la fibrilación auricular: Una actualización narrativa. Avances Cardiol 2024;44(2):146-153.

5. Noelck N, Papak J, Freeman M, Paynter R, Low A, Motu'apuaka M, Kondo K, Kansagara D. Effectiveness of Left Atrial Appendage Exclusion Procedures to Reduce the Risk of Stroke: A Systematic Review of the Evidence. Circ Cardiovasc Qual Outcomes. 2016;9(4):395-405. doi: 10.1161/CIRCOUTCOMES.115.002539. PMID: 27407055.

6. Cabrera JA, Saremi F, Sánchez-Quintana D. Left atrial appendage: anatomy and imaging landmarks pertinent to percutaneous transcatheter occlusion. Heart. 2014;100(20):1636-50. doi: 10.1136/heartjnl-2013-304464. PMID: 24602852.

7. Regazzoli D, Ancona F, Trevisi N, Guarracini F, Radinovic A, Oppizzi M, Agricola E, Marzi A, Sora NC, Della Bella P, Mazzone P. Left Atrial Appendage: Physiology, Pathology, and Role as a Therapeutic Target. Biomed Res Int. 2015; 2015:205013. doi: 10.1155/2015/205013. PMID: 26236716; PMCID: PMC4508372.

8. Freixa X, Aminian A, Tzikas A, Saw J, Nielsen-Kudsk JE, Ghanem A, Schmidt B, Hildick-Smith D. Left atrial appendage occlusion with the Amplatzer Amulet: update on device sizing. J Interv Card Electrophysiol.

2020; 59(1):71-78. doi: 10.1007/s10840-019-00699-5. PMID: 32166532.

9. Nagasaka T, Nakamura M. Left Atrial Appendage Closure: A Narrative Review. Cardiol Ther. 2023;12(4): 615-635. doi: 10.1007/s40119-023-00337-2. PMID: 37938523; PMCID: PMC10704009.

10. Dutta N, Das D, Chakraborty U, Das S, Sharma MK, Gajpal S, Chattopadhyay A, Ghosh S, Das JN. Double left atrial appendage: A diagnostic dilemma. Ann Pediatr Cardiol. 2023; 16(5):378-380. doi: 10.4103/apc.apc_136_23. PMID: 38766452; PMCID: PMC11098290.

11. Naksuk N, Padmanabhan D, Yogeswaran V, Asirvatham SJ. Left Atrial Appendage: Embryology, Anatomy, Physiology, Arrhythmia and Therapeutic Intervention. JACC Clin Electrophysiol. 2016;2(4):403-412. doi: 10.1016/j.jacep.2016.06.006. PMID: 29759858.

12. Sulague RM, Whitham T, Danganan LML, Effiom V, Candelario K, Latif N, Hameed I. The Left Atrial Appendage and Atrial Fibrillation-A Contemporary Review. J Clin Med. 2023 Nov 2;12(21):6909. doi: 10.3390/jcm12216909. PMID: 37959374; PMCID: PMC10650862.

13. Merella P, Talanas G, Lorenzoni G, Denurra C, Atzori E, Casu G. Percutaneous Left Atrial Appendage Occlusion: What the Practising Physician Should Know. Eur Cardiol. 2023; 18: e57. doi: 10.15420/ecr.2023.18. PMID: 37860701; PMCID: PMC10583154.

14. Heidari H, Kanschik D, Erkens R, Maier O, Wolff G, Bruno RR, Werner N, Daniel Reinartz S, Antoch G, Kelm M, Zeus T, Jung C, Afzal S. Left atrial appendage sizing for percutaneous closure in virtual reality-a feasibility study. Front Cardiovasc Med. 2023; 10:1188571. doi: 10.3389/fcvm.2023.1188571. PMID: 37727301; PMCID: PMC10506402.

REFERENCIAS (CAPÍTULO III)

1. Romero J, Natale A, DI Biase L. Left Atrial Appendage Morphology and Physiology: "The Missing Piece in the Puzzle". J Cardiovasc Electrophysiol. 2015;26(9):928-933. doi: 10.1111/jce.12746. PMID: 26100203.

2. Lupercio F, Ruiz J, Briceno D, Romero J, Villablanca P, Berardi C, et al. Left atrial appendage morphology assessment for risk stratification of embolic stroke in patients with atrial fibrillation: A meta-analysis. Heart Rhythm. 2016;13(7):1402-9. doi: 10.1016/j.hrthm.2016.03.042. PMID: 27016474.

3. Di Biase L, Santangeli P, Anselmino M, Mohanty P, Salvetti I, Gili S, Horton R, Sanchez JE, Bai R, Mohanty S, Pump A, Cereceda Brantes M, Gallinghouse GJ, Burkhardt JD, Cesarani F, Scaglione M, Natale A, Gaita F. Does the left atrial appendage morphology correlate with the risk of stroke in patients with atrial fibrillation? Results from a multicenter study. J Am Coll Cardiol. 2012 Aug 7;60(6):531-8. doi: 10.1016/j.jacc.2012.04.032. PMID: 22858289.

4. Wang Y, Di Biase L, Horton RP, Nguyen T, Morhanty P, Natale A. Left atrial appendage studied by computed tomography to help planning for appendage closure device placement. J Cardiovasc Electrophysiol. 2010; 21(9):973-82. doi: 10.1111/j.1540-8167.2010.01814.x. PMID: 20550614.

5. Freixa X, Tzikas A, Aminian A, Flores-Umanzor E, De Backer O, Korsholm K, et al. Left atrial appendage occlusion in chicken-wing anatomies: Imaging assessment, procedural, and clinical outcomes of the "sandwich technique". Catheter Cardiovasc Interv. 2021; 97(7): E1025-E1032. doi: 10.1002/ccd.29546. PMID: 33580751.

6. Ramlawi B, Abu Saleh WK, Edgerton J. The Left Atrial Appendage: Target for stroke reduction in atrial fibrillation. Methodist Debakey Cardiovasc J. 2015;11(2):100-3. doi: 10.14797/mdcj-11-2-100. PMID: 26306127; PMCID: PMC4547664.

7. Fukushima K, Fukushima N, Kato K, Ejima K, Sato H, Fukushima K, et al. Correlation between left atrial appendage morphology and flow velocity in patients with paroxysmal atrial fibrillation. Eur Heart J Cardiovasc Imaging. 2016; 17(1):59-66. doi: 10.1093/ehjci/jev117. PMID: 25944049.

8. Syed FF, Noheria A, DeSimone CV, Asirvatham SJ. Left atrial appendage ligation and exclusion technology in the incubator. J Atr Fibrillation. 2015; 8(2):1160.

doi: 10.4022/jafib.1160. PMID: 27957184; PMCID: PMC4829965.

9. Regazzoli D, Ancona F, Trevisi N, Guarracini F, Radinovic A, Oppizzi M, et al. Left Atrial Appendage: Physiology, Pathology, and role as a therapeutic target. Biomed Res Int. 2015; 2015:205013. doi: 10.1155/2015/205013. PMID: 26236716; PMCID: PMC4508372.

10. Kanmanthareddy A, Reddy YM, Vallakati A, Earnest MB, Nath J, Ferrell R, et al. Embryology and Anatomy of the Left Atrial Appendage: Why Does Thrombus Form? Interv Cardiol Clin. 2014; 3(2):191-202. doi: 10.1016/j.iccl.2013.11.002. PMID: 28582164.

11. Noheria A, Syed FF, DeSimone CV, Asirvatham SJ. Optimization of stroke prophylaxis strategies in nonvalvular AF -drugs, devices or both? J Atr Fibrillation. 2015; 8(2):1156. doi: 10.4022/jafib.1156. PMID: 27957183; PMCID: PMC4833393.

12. Holmes DR Jr, Schwartz RS. Left atrial appendage occlusion eliminates the need for warfarin. Circulation. 2009; 120(19):1919-26; discussion 1926. doi: 10.1161/CIRCULATIONAHA.108.844761. PMID: 19901202.

13. Naksuk N, Padmanabhan D, Yogeswaran V, Asirvatham SJ. Left Atrial Appendage: Embryology, Anatomy, Physiology, Arrhythmia and Therapeutic Intervention. JACC Clin Electrophysiol. 2016; 2(4):403-412. doi: 10.1016/j.jacep.2016.06.006. PMID: 29759858.

14. Godoy-Valderrama NB, Rumenoff L, Aguilar Vásquez

R, Valero-Cedeño NJ. Orejuela auricular izquierda y sus implicaciones en la fibrilación auricular: Una actualización narrativa. Avances Cardiol 2024;44(2):146-153. Disponible en:

15. Rissi R, Marques MJ, Neto HS. Checking the shape and lobation of the right atrial appendage in view of their clinical relevance. Anat Sci Int. 2019; 94(4):324-329. doi: 10.1007/s12565-019-00489-z. PMID: 31073851.

16. Manolis AS, Varriale P, Baptist SJ. Necropsy study of right atrial appendage: morphology and quantitative measurements. Clin Cardiol. 1988;11(11):788-92. doi: 10.1002/clc.4960111112. PMID: 3233807.

17. Li CY, Gao BL, Pan T, Xiang C, Liu XW, Yang HQ, Yi LY, Liao QB. Morphologic classification of the right auricule on 256-slice computed tomography. Surg Radiol Anat. 2017;39(6):657-662. doi: 10.1007/s00276-016-1785-8. PMID: 27864594.

18. Adukauskaite A, Barbieri F, Senoner T, Plank F, Beyer C, Knoflach M, Boehme C, Hintringer F, Mueller S, Cartes-Zumelzu F, Dichtl W, Feuchtner G. Left atrial appendage morphology is associated with cryptogenic stroke: A CTA Study. JACC Cardiovasc Imaging. 2019;12(10):2079-2081. doi: 10.1016/j.jcmg.2019.04.015. PMID: 31202750.

19. Al-Saady NM, Obel OA, Camm AJ. Left atrial appendage: structure, function, and role in throm-

boembolism. Heart. 1999; 82(5):547-54. doi: 10.1136/hrt.82.5.547. PMID: 10525506; PMCID: PMC1760793.

20. Davis CA 3rd, Rembert JC, Greenfield JC Jr. Compliance of left atrium with and without left atrium appendage. Am J Physiol. 1990; 259(4 Pt 2):H1006-8. doi: 10.1152/ajpheart.1990.259.4.H1006. PMID: 2221109.

REFERENCIAS (CAPÍTULO IV)

1. Elkind MSV. Atrial Cardiopathy and Stroke Prevention. Curr Cardiol Rep. 2018; 20(11):103. doi: 10.1007/s11886-018-1053-0. PMID: 30209635.

2. Benjamin EJ, Blaha MJ, Chiuve SE, Cushman M, Das SR, Deo R, et al; American Heart Association Statistics Committee and Stroke Statistics Subcommittee. Heart Disease and Stroke Statistics-2017 Update: A Report from the American Heart Association. Circulation. 2017; 135(10): e146-e603. doi: 10.1161/CIR.0000000000000485. Erratum in: Circulation. 2017; 136(10):e196. PMID: 28122885; PMCID: PMC5408160.

3. Lang C, Seyfang L, Ferrari J, Gattringer T, Greisenegger S, Willeit K, Toell T, Krebs S, Brainin M, Kiechl S, Willeit J, Lang W, Knoflach M; Austrian Stroke Registry Collaborators. Do Women with Atrial Fibrillation Experience More Severe Strokes? Results from the Austrian Stroke Unit Registry. Stroke. 2017; 48(3):778-

780. doi: 10.1161/STROKEAHA.116.015900. PMID: 28151397.

4. Leung DY, Black IW, Cranney GB, Hopkins AP, Walsh WF. Prognostic implications of left atrial spontaneous echo contrast in nonvalvular atrial fibrillation. J Am Coll Cardiol. 1994; 24(3):755-62. doi: 10.1016/0735-1097(94)90025-6. PMID: 8077549.

5. Thong EHE, Kong WKF, Poh KK, Wong R, Chai P, Sia CH. Multimodal Cardiac Imaging in the Assessment of Patients Who Have Suffered a Cardioembolic Stroke: A Review. J Cardiovasc Dev Dis. 2023;11(1):13. doi: 10.3390/jcdd11010013. PMID: 38248883; PMCID: PMC10816708.

6. Cresti A, García-Fernández MA, Sievert H, Mazzone P, Baratta P, Solari M, Geyer A, De Sensi F, Limbruno U. Prevalence of extra-appendage thrombosis in non-valvular atrial fibrillation and atrial flutter in patients undergoing cardioversion: a large transoesophageal echo study. EuroIntervention. 2019; 15(3): e225-e230. doi: 10.4244/EIJ-D-19-00128. PMID: 30910768.

7. Degiovanni A, Carassia C, De Vecchi S, Erbetta R, Patti G. Atrial thrombosis: Not only left, think also about right! J Clin Ultrasound. 2022; 50(8):1194-1201. doi: 10.1002/jcu.23311. PMID: 36218213; PMCID: PMC9828340.

8. Mozaffarian D, Benjamin EJ, Go AS, Arnett DK,

Blaha MJ, Cushman M, et al; American Heart Association Statistics Committee and Stroke Statistics Subcommittee. Heart disease and stroke statistics--2015 update: a report from the American Heart Association. Circulation. 2015; 131(4): e29-322. doi: 10.1161/CIR.0000000000000152. Erratum in: Circulation. 2015;131(24): e535. doi: 10.1161/CIR.0000000000000219. Erratum in: Circulation. 2016; 133(8): e417. doi: 10.1161/CIR.0000000000000386. PMID: 25520374.

9. Xing C, Bao L, Li W, Fan H. Progress on role of ion channels of cardiac fibroblasts in fibrosis. Front Physiol. 2023; 14:1138306. doi: 10.3389/fphys.2023.1138306. PMID: 36969589; PMCID: PMC10033868.

10. Sohail H, Hassan SM, Yaqoob U, Hassan Z. The height as an independent risk factor of atrial fibrillation: A review. Indian Heart J. 2021; 73(1):22-25. doi: 10.1016/j.ihj.2020.11.008. PMID: 33714405; PMCID: PMC7961249.

11. Bertero E, Maack C. Calcium Signaling and Reactive Oxygen Species in Mitochondria. Circ Res. 2018; 122(10):1460-1478. doi: 10.1161/CIRCRESAHA.118.310082. PMID: 29748369.

12. De la Fuente S, Sheu SS. SR-mitochondria communication in adult cardiomyocytes: A close relationship where the Ca2+ has a lot to say. Arch Biochem Biophys. 2019; 663:259-268. doi: 10.1016/j.abb.2019.01.026. PMID: 30685253; PMCID: PMC6377816.

13. Zhao N, Li Q, Sui H, Zhang H. Role of Oxidation-Dependent CaMKII Activation in the Genesis of Abnormal Action Potentials in Atrial Cardiomyocytes: A Simulation Study. Biomed Res Int. 2020; 2020:1597012. doi: 10.1155/2020/1597012. PMID: 32685443; PMCID: PMC7327560.

14. Dridi H, Kushnir A, Zalk R, Yuan Q, Melville Z, Marks AR. Intracellular calcium leak in heart failure and atrial fibrillation: a unifying mechanism and therapeutic target. Nat Rev Cardiol. 2020;17(11):732-747. doi: 10.1038/s41569-020-0394-8. PMID: 32555383; PMCID: PMC8362847.

15. Bode D, Pronto JRD, Schiattarella GG, Voigt N. Metabolic remodelling in atrial fibrillation: manifestations, mechanisms and clinical implications. Nat Rev Cardiol. 2024. doi: 10.1038/s41569-024-01038-6. PMID: 38816507.

16. Sheng Y, Wang YY, Chang Y, Ye D, Wu L, Kang H, Zhang X, Chen X, Li B, Zhu D, Zhang N, Zhao H, Chen A, Chen H, Jia P, Song J. Deciphering mechanisms of cardiomyocytes and non-cardiomyocyte transformation in myocardial remodeling of permanent atrial fibrillation. J Adv Res. 2024; 61:101-117. doi: 10.1016/j.jare.2023.09.012. PMID: 37722560.

17. Norozi K, Subasri M, Diaz LA, Honjo O. Left atrial appendage aneurysm in pediatrics: Case study and literature review. Front Cardiovasc Med. 2023;

10:1211619. doi: 10.3389/fcvm.2023.1211619. PMID: 37636313; PMCID: PMC10449248.

18. Ito K, Oka H, Shibagaki Y, Sasaki Y, Imanishi R, Shimada S, Akiho Y, Fukao K, Nakagawa S, Iwata K, Nakau K, Takahashi S. Left atrial vortex flow and its relationship with left atrial functions in patients with congenital heart disease. Egypt Heart J. 2024;76(1):53. doi: 10.1186/s43044-024-00486-2. PMID: 38696068; PMCID: PMC11065803.

19. Tzeis S, Gerstenfeld EP, Kalman J, Saad E, Shamloo AS, Andrade JG, et al. 2024 European Heart Rhythm Association/Heart Rhythm Society/Asia Pacific Heart Rhythm Society/Latin American Heart Rhythm Society expert consensus statement on catheter and surgical ablation of atrial fibrillation. J Interv Card Electrophysiol. 2024. doi: 10.1007/s10840-024-01771-5. PMID: 38609733.

20. O'Neill T, Kang P, Hagendorff A, Tayal B. The Clinical Applications of Left Atrial Strain: A Comprehensive Review. Medicina (Kaunas). 2024;60(5):693. doi: 10.3390/medicina60050693. PMID: 38792875; PMCID: PMC11123486.

21. Hoit BD. Left atrial size and function: role in prognosis. J Am Coll Cardiol. 2014; 63(6):493-505. doi: 10.1016/j.jacc.2013.10.055. PMID: 24291276.

22. Pathan F, D'Elia N, Nolan MT, Marwick TH, Negishi K. Normal Ranges of Left Atrial Strain by Speckle-Tracking

Echocardiography: A Systematic Review and Meta-Analysis. J Am Soc Echocardiogr. 2017; 30(1):59-70.e8. doi: 10.1016/j.echo.2016.09.007. PMID: 28341032.

23. Gan GCH, Ferkh A, Boyd A, Thomas L. Left atrial function: evaluation by strain analysis. Cardiovasc Diagn Ther. 2018;8(1):29-46. doi: 10.21037/cdt.2017.06.08. PMID: 29541609; PMCID: PMC5835645.

24. Gan GCH, Ferkh A, Boyd A, Thomas L. Left atrial function: evaluation by strain analysis. Cardiovasc Diagn Ther. 2018; 8(1):29-46. doi: 10.21037/cdt.2017.06.08. PMID: 29541609; PMCID: PMC5835645.

25. Cameli M, Mandoli GE, Loiacono F, Dini FL, Henein M, Mondillo S. Left atrial strain: a new parameter for assessment of left ventricular filling pressure. Heart Fail Rev. 2016;21(1):65-76. doi: 10.1007/s10741-015-9520-9. PMID: 26687372.

26. Burstein B, Nattel S. Atrial fibrosis: mechanisms and clinical relevance in atrial fibrillation. J Am Coll Cardiol. 2008;51(8):802-9. doi: 10.1016/j.jacc.2007.09.064. PMID: 18294563.

27. Jansen HJ, Mackasey M, Moghtadaei M, Liu Y, Kaur J, Egom EE, Tuomi JM, Rafferty SA, Kirkby AW, Rose RA. NPR-C (Natriuretic Peptide Receptor-C) Modulates the Progression of Angiotensin II-Mediated Atrial Fibrillation and Atrial Remodeling in Mice. Circ Arrhythm Electrophysiol. 2019;12(1):e006863. doi: 10.1161/CIRCEP.118.006863. PMID: 30636477.

28. Jurado MR, Tombor LS, Arsalan M, Holubec T, Emrich F, Walther T, Abplanalp W, Fischer A, Zeiher AM, Schulz MH, Dimmeler S, John D. Improved integration of single-cell transcriptome data demonstrates common and unique signatures of heart failure in mice and humans. Gigascience. 2024; 13:giae011. doi: 10.1093/gigascience/giae011. PMID: 38573186; PMCID: PMC10993718.

29. Jeong SY, Park BW, Kim J, Lee S, You H, Lee J, Lee S, Park JH, Kim J, Sim W, Ban K, Park J, Park HJ, Kim S. Hyaluronic acid stimulation of stem cells for cardiac repair: a cell-free strategy for myocardial infarct. J Nanobiotechnology. 2024; 22(1):149. doi: 10.1186/s12951-024-02410-x. PMID: 38570846; PMCID: PMC10993512.

30. Sohns C, Marrouche NF. Atrial fibrillation and cardiac fibrosis. Eur Heart J. 2020; 41(10):1123-1131. doi: 10.1093/eurheartj/ehz786. PMID: 31713590.

31. Nattel S. Molecular and Cellular Mechanisms of Atrial Fibrosis in Atrial Fibrillation. JACC Clin Electrophysiol. 2017; 3(5):425-435. doi: 10.1016/j.jacep.2017.03.002. PMID: 29759598.

32. Rahmutula D, Zhang H, Wilson EE, Olgin JE. Absence of natriuretic peptide clearance receptor attenuates TGF-β1-induced selective atrial fibrosis and atrial fibrillation. Cardiovasc Res. 2019;115(2):357-372. doi: 10.1093/cvr/cvy224. PMID: 30239604.

33. Verheule S, Sato T, Everett T 4th, Engle SK, Otten

D, Rubart-von der Lohe M, Nakajima HO, Nakajima H, Field LJ, Olgin JE. Increased vulnerability to atrial fibrillation in transgenic mice with selective atrial fibrosis caused by overexpression of TGF-beta1. Circ Res. 2004; 94(11):1458-65. doi: 10.1161/01.RES.0000129579.59664.9d. PMID: 15117823; PMCID: PMC2129102.

34. Burstein B, Libby E, Calderone A, Nattel S. Differential behaviors of atrial versus ventricular fibroblasts: a potential role for platelet-derived growth factor in atrial-ventricular remodeling differences. Circulation. 2008; 117(13):1630-41. doi: 10.1161/CIRCULATIONAHA.107.748053. PMID: 18347210.

35. Adam O, Lavall D, Theobald K, Hohl M, Grube M, Ameling S, Sussman MA, Rosenkranz S, Kroemer HK, Schäfers HJ, Böhm M, Laufs U. Rac1-induced connective tissue growth factor regulates connexin 43 and N-cadherin expression in atrial fibrillation. J Am Coll Cardiol. 2010; 55(5):469-80. doi: 10.1016/j.jacc.2009.08.064. PMID: 20117462.

36. Youn JY, Zhang J, Zhang Y, Chen H, Liu D, Ping P, Weiss JN, Cai H. Oxidative stress in atrial fibrillation: an emerging role of NADPH oxidase. J Mol Cell Cardiol. 2013; 62:72-9. doi: 10.1016/j.yjmcc.2013.04.019. PMID: 23643589; PMCID: PMC3735724.

37. Van Wagoner DR, Chung MK. Inflammation, Inflammasome Activation, and Atrial Fibrillation.

Circulation. 2018; 138(20):2243-2246. doi: 10.1161/CIRCULATIONAHA.118.036143. PMID: 30571523; PMCID: PMC6334772.

38. Kostin S, Richter M, Ganceva N, Sasko B, Giannakopoulos T, Ritter O, Szalay Z, Pagonas N. Atrial fibrillation in human patients is associated with increased collagen type V and TGFbeta1. Int J Cardiol Heart Vasc. 2023; 50:101327. doi: 10.1016/j.ijcha.2023.101327. PMID: 38419608; PMCID: PMC10899732.

39. Polyakova V, Miyagawa S, Szalay Z, Risteli J, Kostin S. Atrial extracellular matrix remodelling in patients with atrial fibrillation. J Cell Mol Med. 2008; 12(1):189-208. doi: 10.1111/j.1582-4934.2008.00219.x. PMID: 18194448; PMCID: PMC3823481.

40. Diao SL, Xu HP, Zhang B, Ma BX, Liu XL. Associations of MMP-2, BAX, and Bcl-2 mRNA and Protein Expressions with Development of Atrial Fibrillation. Med Sci Monit. 2016; 22:1497-507. doi: 10.12659/msm.895715. PMID: 27141955; PMCID: PMC4915330.

41. Habibi M, Samiei S, Ambale Venkatesh B, Opdahl A, Helle-Valle TM, Zareian M, et al. Cardiac Magnetic Resonance-Measured Left Atrial Volume and Function and Incident Atrial Fibrillation: Results from MESA (Multi-Ethnic Study of Atherosclerosis). Circ Cardiovasc Imaging. 2016; 9(8):10.1161/CIRCIMAGING.115.004299 e004299. doi: 10.1161/CIRCIMAGING.115.004299. PMID: 27511974; PMCID: PMC4985021.

42. Benussi S, de Maat GE. Atrial remodelling and function: implications for atrial fibrillation surgery. Eur J Cardiothorac Surg. 2018; 53(suppl_1):i2-i8. doi: 10.1093/ejcts/ezx340. PMID: 29590384.

43. Fink T, Sciacca V, Neven K, Didenko M, Sommer P, Sohns C. Pulsed field ablation for atrial fibrillation - Lessons from magnetic resonance imaging. Pacing Clin Electrophysiol. 2023; 46(12):1586-1594. doi: 10.1111/pace.14864. PMID: 37943015.

44. Haissaguerre M, Shah AJ, Cochet H, Hocini M, Dubois R, Efimov I, Vigmond E, Bernus O, Trayanova N. Intermittent drivers anchoring to structural heterogeneities as a major pathophysiological mechanism of human persistent atrial fibrillation. J Physiol. 2016; 594(9):2387-98. doi: 10.1113/JP270617. PMID: 26890861; PMCID: PMC4850206.

45. Mohanty S, Mohanty P, Di Biase L, Trivedi C, Morris EH, Gianni C, et al. Long-term follow-up of patients with paroxysmal atrial fibrillation and severe left atrial scarring: comparison between pulmonary vein antrum isolation only or pulmonary vein isolation combined with either scar homogenization or trigger ablation. Europace. 2017; 19(11):1790-1797. doi: 10.1093/europace/euw338. PMID: 28039211.

46. Takahashi Y, Yamaguchi T, Otsubo T, Nakashima K, Shinzato K, Osako R, et al. Histological validation

of atrial structural remodelling in patients with atrial fibrillation. Eur Heart J. 2023;44(35):3339-3353. doi: 10.1093/eurheartj/ehad396. PMID: 37350738; PMCID: PMC10499545.

47. Van Wagoner DR. Collagen type V, interstitial fibrosis and the substrate for atrial fibrillation. Int J Cardiol Heart Vasc. 2024; 50:101356. doi: 10.1016/j.ijcha.2024.101356. PMID: 38419609; PMCID: PMC10899731.

48. Voigt N, Heijman J, Wang Q, Chiang DY, Li N, Karck M, Wehrens XHT, Nattel S, Dobrev D. Cellular and molecular mechanisms of atrial arrhythmogenesis in patients with paroxysmal atrial fibrillation. Circulation. 2014; 129(2):145-156. doi: 10.1161/CIRCULATIONAHA.113.006641. PMID: 24249718; PMCID: PMC4342412.

49. Mason FE, Pronto JRD, Alhussini K, Maack C, Voigt N. Cellular and mitochondrial mechanisms of atrial fibrillation. Basic Res Cardiol. 2020;115(6):72. doi: 10.1007/s00395-020-00827-7. PMID: 33258071; PMCID: PMC7704501.

50. Nakajima T, Haruyama A, Fukuda T, Minami K, Hirose S, Yazawa H, Nakajima T, Hasegawa T, Kitagawa Y, Obi S, Inami S, Oguri G, Shibasaki I, Amano H, Arikawa T, Sakuma M, Abe S, Fukuda H, Toyoda S. Left atrial reservoir strain is a marker of atrial fibrotic remodeling

in patients undergoing cardiovascular surgery: Analysis of gene expression. PLoS One. 2024;19(7): e0306323. doi: 10.1371/journal.pone.0306323. PMID: 38976680; PMCID: PMC11230549.

Noris Godoy Valderrama es una destacada médica con más de 32 años de experiencia en el campo de la medicina. Se graduó como Médico Cirujano en la Universidad de Los Andes (ULA) en Mérida, Venezuela, en 1982. Su pasión por la cardiología la llevó a especializarse en esta área, obteniendo su título de especialista en Ascardio, Universidad Centroccidental Lisandro Alvarado (UCLA) en Barquisimeto, en 1999.

A lo largo de su carrera, la Dra. Godoy Valderrama ha dedicado su vida al cuidado de sus pacientes, siendo una figura clave en el Hospital "Dr. Luis Razetti" de Barinas y en el Hospital Privado San Juan. Su compromiso con la salud y el bienestar de la comunidad ha dejado una huella imborrable en todos aquellos pacientes que han tenido la fortuna de recibir su atención.

Además de su labor clínica, la Dra. Godoy Valderrama ha contribuido al avance de la cardiología mediante la publicación de varios artículos científicos en patología cardiaca, consolidándose como una experta en su campo.

www.ingramcontent.com/pod-product-compliance
Lightning Source LLC
Chambersburg PA
CBHW020439220526
45464CB00002B/776